Jorge Fernando Gutiérrez.

¡Yo Puedo! Hablar Bien en Público

Manual práctico para gestionar tus miedos
en presentaciones virtuales y presenciales.

Índice

Agradecimientos

Han sido más de 15 años de trayectoria laboral. Todo este tiempo se ha caracterizado por el esfuerzo diario, la dedicación y la disciplina, la constancia, la pasión por ayudar y el aprendizaje permanente... Durante estos 180 meses me he dedicado de forma casi exclusiva a educar a miles de personas en temas de oratoria y habilidades comunicativas, por lo que fue un desafío no menor escribir estas palabras de agradecimiento considerando cada uno de los seres queridos que han sido un aporte en mi vida laboral y personal.

Para introducir mi primer agradecimiento quiero contarte la siguiente historia. A los 10 años de edad casi no sabía leer. Cada vez que la profesora nos pedía tomar un texto y leerlo en voz alta en la sala de clases para mí eran minutos de terror y miedo extremo. Sentía que todos mis compañeros se iban a reír de mí y lo único que deseaba era que acabará esa tortura.

A mis 11 años todo cambió para bien ¡gracias a Dios! Llegó una nueva profesora de Lenguaje y Comunicación llamada María Povea. Fue ella quien en la primera clase detectó mi dificultad para leer, debido a un problema de visión. Ese mismo día conversó con mi mamá (doña Olga) y esa misma semana ya tenía mis primeros lentes... Desde ese momento mi vida de niño se transformó. Me convertí en una persona más segura y con mucha motivación de aprender.

A partir de esta historia quiero primero agradecer a mi mamá por ser la persona que más me ha apoyado y creído en mí. También sin duda a la profesora y actual Doctora en Comunicación María Povea por su capacidad de detectar mi problema y darle una solución.

Además quiero agradecer a mis hijas Valeria y Emilia por ser mi principal fuente de inspiración para trabajar y vivir siempre con excelencia, a mis hermanos por apoyarme y orientarme con respecto y amor, a mi padre por darme la fuerza y el carácter que hoy tengo, a mi pareja por estar a mi lado y motivarme a finalizar este libro, a mis socias y directoras de la ECO Educación, especialmente a Deisy Barrera por ser una gran representante de la organización, a mis amigos y miles de estudiantes quienes me han apoyado de distintas maneras para llegar a escribir este libro ¡GRACIAS DE VERDAD!

También deseo agradecer a Adriana Pérez, ex Directora Académica y docente de la ECO Educación, por su aporte en la creación de este libro y a don Carlos Vejar, sostenedor del Colegio Santa Bernardita (Chile), quien me apoyó en mis primeros años como profesional de la comunicación.

Es muy probable que este dejando fuera a muchas personas en estas palabras de agradecimiento. De igual manera, quiero que sepan que están en mi mente y corazón.

A todas y todos muchas gracias.

Acerca del autor

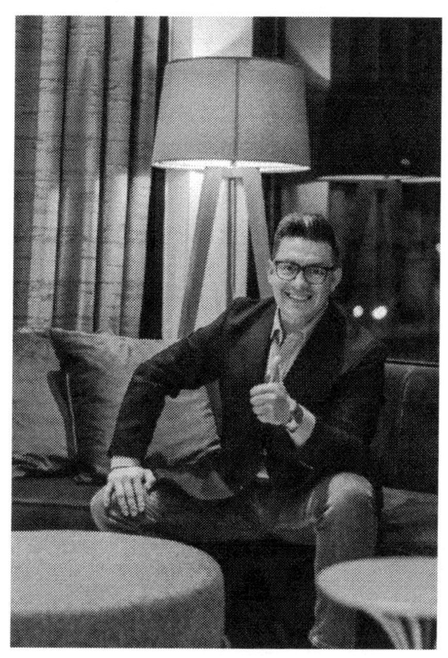

Jorge Fernando Gutiérrez es el fundador de la Escuela Chilena de Oratoria, CEO de Grupo ECO Holding (con sedes en distintos países de América) y director de la Escuela Chilena de Líderes; cargos que le ha permitido entrenar a más de 100 mil personas de tres continentes, a través de certificaciones educativas, conferencias, charlas, talleres y contenidos audiovisuales de comunicación y desarrollo personal en plataformas virtuales.

Durante su trayectoria laboral ha capacitado y realizado consultorías a más de 200 compañías internacionales y organismos globales, destacando: ONU Mujeres, Telefónica, Claro, L'Oreal, Banco Santander, Latam, Falabella, Antofagasta Minerals, BHP, Ministerio del Trabajo de Chile, entre otras tantas instituciones públicas y privadas en áreas, tales como: alimentación, hidrocarburos, turismo, trasporte, salud, electricidad, agua potable, minería, comercio, política y exportaciones.

En cuanto a su trayectoria como docente de pregrado y postgrado a sido invitado a dar clases y conferencias magistrales en más de 30 universidades de: España, Estados Unidos, Chile, Argentina, Perú, Colombia, El Salvador y Cuba, beneficiando a miles de estudiantes, profesores y directivos de las instituciones de educación superior.

Además es el primer Sudamericano en realizar una Charla TEDx en lenguaje no verbal (puedes revisarla en el sitio web oficial de TED), presentación que ha sido vista por miles de personas hasta la fecha. En este contexto, sus contenidos grabados en redes sociales han sido consumidos y comentados por millones de personas (te invitamos a ver el canal de YouTube @ecoratoria).

Asimismo, en 2022 fue premiado en Perú con la condecoración "Líder de Mujeres de América Latina", gracias a su aporte como conferencista en dos Cumbres Internacionales de Mujeres Líderes, eventos organizados por Coplan.

A nivel profesional es Licenciado en Comunicación Social y Periodista, Magíster en Ciencia Política, Seguridad y Defensa y Diplomado en Estudios Políticos y Estratégicos. Sumado a lo anterior, cuenta con otras formaciones de especialización en: oratoria, negociación, ventas y presentaciones efectivas cursadas en universidades de Estados Unidos, Chile y México.

Introducción

Hace 15 años realicé por primera vez una clase de oratoria para estudiantes de Ciencia Política quienes cursaban su primer año de formación en una destacada universidad chilena. En los primeros 60 minutos del inicio de la asignatura me di cuenta inmediatamente que tendría un gran desafío a resolver. Casi todos mis alumnos sentían mucho miedo de hablar en público, hasta el punto de quedar en blanco sin saber que decir...

Sumado a lo expuesto en el párrafo anterior, durante esos años también me dediqué a dar capacitaciones de comunicación a profesores y directivos de más de 50 establecimientos educacionales de todo Chile. Se suponía que los docentes de colegios y liceos, quienes diariamente hablan en público para sus alumnos, padres y apoderados, deberían dominar sus habilidades comunicativas expresando sus ideas con seguridad y confianza. No obstante, esa situación no era así.

Casi todos los pedagogos evitaban hablar en público durante las capacitaciones y hasta arrancaban para no sentarse en la primera fila de la sala, pues suponían erróneamente que ubicarse en esa zona era exponerse para ser el primero o la primera en responder a las preguntas y participar en las actividades. Siempre me pareció paradójica esta situación, ya que estos mismos profesores exigen a sus estudiantes sentarse en las primeras filas para asegurar el aprendizaje.

Fueron estas dos situaciones descritas, tanto con mis estudiantes de la universidad como también con los profesores de colegios, lo que me motivó a fundar la Escuela Chilena de Oratoria en 2016 (actual ECO Educación) y también a escribir y publicar este libro, el que deseo que sea un aporte real para democratizar la oratoria en niños, niñas, adolescentes y adultos de toda habla hispana.

Cabe destacar que en los primeros años de la ECO casi nadie en Chile sabía que era la oratoria (muchos pensaban que fundé una organización religiosa en la que orábamos a Dios) y, por ende, muy pocos le daban importancia a la habilidad de hablar bien en público. De hecho, casi ninguna universidad en el país ofrecía programas de formación en esta disciplina, por lo que éramos casi los únicos en dar talleres y cursos personalizados para aprender oratoria.

Ahora que estamos en 2023 considero que a nivel nacional e internacional ha aumentado la comprensión y el interés por aprender a hablar bien en público, pues ya son más las universidades, los organismos globales, las empresas y millones de personas que han comprendido que la habilidad de comunicar es una de las tres más importantes en el crecimiento personal, social y laboral de los seres humanos. A pesar del aumento en el interés, estoy convenido que aún falta mucho por avanzar.

Actualmente quienes no logran comunicar sus ideas, sus conocimientos, sus experiencias e historias de vida de forma clara, precisa y emotiva se ven impactados muy negativamente en su desarrollo. Lo veo y escucho casi todos los días conversando con mis estudiantes y colaboradores de cientos de empresas quienes me cuentan las pérdidas de grandes oportunidades que han sufrido por no atreverse a hablar efectivamente en público.

En la actualidad, a los niños desde los 4 o 5 años le solicitan realizar presentaciones en el aula, sin casi enseñarles a ellos técnicas de oratoria para que se sientan más seguros. Semanalmente, recibimos mensajes de familias solicitando apoyo para sus hijos, pues en los establecimientos educacionales casi no existen instancias formales para enseñar a hablar en público, lo que genera en los estudiantes de primaria miedo de exponer frente a sus compañeros y profesores; situación que perfectamente podría marcar de por vida al futuro adulto.

Lo mismo ocurre en estudiantes adolescentes y adultos. Muchas de las evaluaciones más importantes en su formación son orales. Según mi opinión resulta contradictorio pedir a un alumno que rinda su examen de grado final en una exposición de 15 a 20 minutos, cuando a éste nunca se le enseñó a hablar en público durante toda su carrera técnica o profesional o con suerte se le ofreció una asignatura optativa para aprender algunas técnicas básicas de oratoria.

Te cuento que cientos de mis estudiantes han sido universitario que llegan a nuestra organización educativa desmotivados y hasta en ocasiones llorando porque fueron reprobados en su examen final, a pesar que dominaban toda la información... Su nerviosismo, miedo y ansiedad no controlada les imposibilitó demostrar sus capacidades. Después de entrenarse algunas semanas en la ECO pasaron de obtener una nota deficiente a lograr en casi todos los casos una calificación con distinción máxima.

Cabe resaltar que más del 87% de los profesionales requieren hoy como requisito fundamental saber comunicar y hablar en público, ya sea para superar las entrevistas laborales, realizar presentaciones internas frente a colaboradores y directivos de una compañía, para trabajar en equipo y liderar con efectividad y hasta para vender y posicionar la marca de una organización en cientos o miles de personas, a través de exposiciones presenciales y virtuales.

También durante mis años de trayectoria he apoyado a cientos de personas que no lograron conseguir el trabajo que desean porque durante la entrevista laboral comunicaron sus ideas con nerviosismo, no tuvieron la capacidad de expresar su experiencia laboral con orden y claridad y hasta no fueron capaces de controlar los movimientos de su cuerpo por el miedo y ansiedad que les generó la evaluación.

Por otra parte, quienes deciden emprender necesitan casi obligatoriamente saber expresar sus ideas con impacto y aprender a comunicar, cautivar y convencer; pues de eso depende que otras personas y organizaciones confíen y finalmente compren sus ideas, servicios o productos ofrecidos. De hecho, hasta para postular hoy a fondos públicos o privados en muchos países se necesita dominar un pitch de presentación de negocios.

En cientos de ocasiones he tenido la oportunidad de compartir y entrenar a emprendedores de varios países muy apasionados por su proyecto, excelentes personas y con interesantes ideas de negocio, pero con pocas capacidades para hablar en público con seguridad y sin muchos deseos de perfeccionar su oratoria. Finalmente, el no saber comunicar con efectividad les termina pasando la cuenta, pues el no dominio de sus habilidades comunicativas les impide vender, crear relaciones poderosas, grabar videos para promocionar su marca y hasta para busca inversionistas.

Asimismo, quienes desean ocupar una posición de liderazgo deberán perfeccionar su capacidad de hablar en público, pues la oratoria es una de las habilidades indispensables para un líder que pretenda ejercer influencia, entregar instrucciones claras y hasta para motivar a otras personas. Estas personas deberán perfeccionar sus habilidades comunicativas de forma permanente, por ende este libro resulta clave en su proceso de aprendizaje y mejora continua.

En este contexto, este 2023 decidí fundar la Escuela Chilena de Lideres (ECO Lideres), ya que la comunicación y el liderazgo son dos habilidades blandas fundamentales que se complementan para lograr el crecimiento laboral y personal de millones de personas. De ahí que siempre he creído un gran líder necesariamente debe ser primero un buen o una buena comunicadora ¿qué opinas?

Como se dará cuenta son muchas las razones que justifican la creación de este texto, el cual ha sido escrito con el objetivo de convertirse en un manual práctico de lectura simple y uso diario para ayudar a miles de personas en sus próximas presentaciones en público.

También el contenido de este libro podría apoyarte a potenciar tu liderazgo, tus relaciones sociales, tu seguridad y confianza, además de ayudarte a crear un hábito de actitud mental positiva (AMP), pues varias de las técnicas y herramientas expuestas están vinculadas a estas áreas de desarrollo.

Es relevante mencionar que este libro en ningún caso pretende enseñar todas las herramientas existentes para perfeccionar sus habilidades comunicativas. Mas bien se suma a otros excelentes textos escritos por destacados autores y expertos en oratoria. Desde ya te recomiendo buscar y leer también a mis queridos Daniel Colombo, Teresa Baró y Fernando Miralles.

Finalmente, te motivo a que inicies esta lectura con actitud positiva, con el deseo real de aprender nuevas técnicas y herramientas para tu crecimiento, idealmente con un lápiz y agenda para ir realizando anotaciones que te sirvan para tus futuras exposiciones y, lo más importante desde mi perspectiva, poniendo en práctica inmediatamente todo lo aprenderás en este libro. Recuerda siempre esta frase: practicar, ensayar y nunca confiarse...

CAPÍTULO UNO:
¡YO PUEDO HABLAR EN PÚBLICO DISFRUTANDO HASTA EL MIEDO!

"A lo único que hay que tenerle miedo es al miedo mismo".
Franklin D. Rooselvet.

1. El miedo de hablar en público no se elimina, se gestiona.

Miedo. Una palabra tan pequeña ha paralizado a millones de personas alrededor del mundo y a lo largo de la historia. Y es lo que manifiestan los cientos de alumnos que han pasado por nuestras aulas: Miedo a hablar en público, y el miedo hay que eliminarlo. Como si fuese un apéndice a punto de explotar o una vesícula inflamada o un tumor que hay que extirpar. Todos responden con un vehemente ¡SI! al consultarles si desean ayuda para "eliminarlo."

Diversos estudios científicos asociados a la conducta humana evidencian que **más del 75% de la población mundial reconoce haber sentido miedo al menos una vez en su vida a la hora de hablar en público**. Incluso, lo han clasificado como uno de los temores más recurrentes en los seres humanos. Esta cifra no es nueva, ya en 1977 Wallace, Wallechinsky y Wallace en su primer libro publicado The Book of List recopila una estadística sobre los miedos de las personas. Esta estadística identifica en primer lugar el miedo a hablar en público, un miedo que supera incluso al miedo a la muerte.

Pero, ¿qué es ese miedo? ¿De dónde viene? Autores clásicos como Beck (1976) conceptualizan el miedo a hablar en público como un conjunto de creencias disfuncionales, sesgos cognitivos y pensamientos irracionales que afectan la atención de la persona, sesgando la información acerca de sí mismo y de su entorno; otros autores refieren que se trata de un déficit de habilidades sociales. Presten atención a la frase: creencias disfuncionales. Es decir, versiones o apreciaciones sobre nosotros mismos que no están funcionando correctamente.

En mi experiencia como entrenador de oratoria, debajo de ese miedo a hablar en público, subyacen otros, **los más comunes son el temor a hacer el ridículo, el miedo al juicio de valor u opinión de los demás**, que aparece en forma de cuestionamientos o preguntas.

Cualquiera que sea el origen de tu temor, (puede ser uno o pueden ser todos a la vez) estos generan reacciones tanto a nivel psicológico como: **pérdida de confianza en sí mismo, baja autoestima, frustración, la incapacidad de conectar una idea con otra mientras que nivel fisiológico, las personas pueden sentir sudoración excesiva en las palmas de las manos, dolor de estómago, calambres o dolores musculares y hasta sensación de desmayo**.

El filósofo José Antonio Marina (2006) en su libro Anatomía del miedo considera el miedo como una ansiedad provocada ante la anticipación de un peligro.

En lo que se refiere a hablar en público, el miedo puede presentarse como una sensación de huida: en ese caso, las personas suben su tono de voz, respirando aceleradamente y hablan con una sensación de desespero, "quiero que esto termine rápido para salir de aquí." Para otros, el miedo es produce una sensación de parálisis, se quedan tiesos como estatuas, la voz suena baja y monótona, aparecen muletillas, entre otras manifestaciones, (en un par de sesiones hemos visto incluso a alumnos sucumbir al llanto por tener que exponer ante los demás).

A eso se le suma, que estas alteraciones irracionales sobre mi se pueden hacer evidentes para las personas que me están viendo lo que a su vez genera más tensión y nerviosismo.

Pero, ¿por qué? Esa es la pregunta más importante. El miedo es la consecuencia, que como bien explica Marina, es una reacción a la sensación de peligro. Y en el caso de hablar ante una audiencia, ese peligro se reviste de un carácter simbólico. ¿Qué quiere decir esto? A un nivel consciente, sabemos que no hay ningún peligro real a la hora de hablar en público. En líneas generales, nadie va a saltar del público a atacarte, no te caerá de la nada un piano en la cabeza. Es decir, las posibilidades de un peligro que amenace tu vida o integridad son prácticamente nulas. Pero hay miedo y todo tu cuerpo lo siente y manifiesta como una realidad.

Ahí viene entonces **el carácter simbólico de la raíz de ese miedo y que tiene lugar en tu cerebro**, el órgano rector de nuestro accionar. El cerebro, tal como ha demostrado la neurociencia, no distingue realidad de fantasía. El biólogo argentino Estanislao Bachrach, investigador de la Universidad de Harvard, lo explica de esta manera: **"El cerebro no reconoce realidad o fantasía, reconoce tus creencias." Es esta una verdad científica irrefutable y no opinable.**

En otras palabras**, si crees que no puedes hablar en público, no podrás hacerlo de forma eficiente.** Y esa creencia, limitante y frustrante, ha moldeado tu realidad. No nos da miedo hablar en público. Parece contradictorio con todo lo expuesto anteriormente. Sientes miedo cuando te paras frente a un público, pero no es eso lo que te genera ansiedad como respuesta al peligro. Es lo que crees sobre el acto de hablar en público. Si lo piensas bien, toda la vida has hablado en público, entonces ¿Qué es lo que te detiene frente a una audiencia? Aquí viene entonces el simbolismo, lo que has creído sobre esta acción.

Si has dicho alguna vez, una frase tan inocente y muy común entre nosotros: "Es que si hablo en público me da algo," listo. Tu cerebro, que una vez más, no distingue realidad de fantasía, lo ha asumido como una verdad. Se fijó una creencia. Ese "me da algo" es una sensación de peligro que atenta contra tu vida de una forma simbólica. ¿Ves? Todo lo que has dicho o pensado sobre hablar en público se ha convertido en una creencia que es lo que nuestro cerebro reconoce.

Retomando la idea inicial, sobre el miedo a hablar en público subyacen otros miedos. El miedo a hacer el ridículo, el más común de todos tal vez y que por ejemplo puede manifestarse con pensamientos como "se me va a olvidar todo" "no tengo nada interesante qué decir".

Pero hay otros, frases que se cuelan en la mente, que es donde habitan nuestros pensamientos y emociones:

- **El miedo a no gustarle al público (todos queremos gustar y ser queridos).**
- **El miedo a que se burlen de mí (nadie quiere pasar por eso).**
- **El miedo al juicio de valor (no tengo tanta experiencia o no sé tanto sobre este tema).**
- **El temor a ser el centro de atención (todos me están mirando) y**
- **Por último pero no menos importante, una experiencia negativa pasada, que no importa si fue en la infancia o en la adultez, pero que contribuye a que se fije la creencia de todos los miedos anteriores.**

¿Te sientes identificado con algunas de estas creencias? A todos nos ha pasado, y en muchos casos, todos los **pensamientos negativos** sobre el acto de hablar en público confluyen a la vez. Mientras más clara sea la identificación de qué es aquello qué te produce temor, mejor podrás enfrentarlo **GESTIONARLO,** porque a partir y para que quede claro, no **podrás eliminar el miedo**. El miedo es natural, es una reacción neuroquímica y una emoción humana, **el miedo no es malo, no es un monstruo que viene a acabar contigo, el miedo es un mecanismo de protección.**

Lo vital e indispensable para que puedas de una vez por todas, gestionar este temor es primero identificarlo y luego separar el miedo real que atenta contra tu vida y estos miedos simbólicos que vienen de creencias irracionales y que en la mayoría de los casos ni siquiera van a llegar a pasar.

Para justamente apoyarte en la tarea de identificar el o los miedos a la hora de hablar en público te recomiendo realizar el siguiente ejercicio:

Diseña un esquema (toma como guía el que te comparto a continuación) en el que establecerás los principales 3 miedos que estas sintiendo antes de tu presentación. Identificar los miedos te permitirá focalizar tus esfuerzos para gestionarlos y empezar a ganar más seguridad y confianza antes y durante tu exposición.

MIS MIEDOS A LA HORA DE HABLAR EN PÚBLICO
1. Que nadie me escuche.
2. No dominar el contenido.
3. Que termine haciendo el ridículo y se rían de mí.

El siguiente paso es la gestión que de paso a la transformación de esa descarga de adrenalina en un catalizador para dejar de ver la experiencia de hablar en público como algo negativo**, sino como una oportunidad de avanzar, de mejorar tus relaciones interpersonales, de potenciar tu perfil profesional, de aportar y entregar valor**.

La habilidad para comunicar de forma estratégica, creativa y cautivante no es solo una de las más solicitadas y apreciadas en los entornos sociales y laborales, sino una que no pierde vigencia y que además abre puertas a numerosas posibilidades.

Para lograr lo explicado en el párrafo anterior te recomiendo realizar el siguiente ejercicio: Diseña un nuevo esquema en el que destacarás mínimo 3 beneficios de realizar tu presentación.

Esta esquema y sus resultados te permitirán lograr más motivación para prepararte y ensayar tu exposición, pues tendrá más sentido impactar a tu audiencia en favor a tu crecimiento laboral, social y personal.

BENEFICIOS DE REALIZAR UNA PRESENTACIÓN EN PÚBLICO
1. Estudiaré y aprenderé más del tema a exponer.
2. Podré ayudar a las personas que estarán en mi presentación.
3. Perfeccionaré mis habilidades comunicativas.

Es fundamental que logres establecer que hablar en público tiene muchísimos beneficios, por lo que es mejor **poner foco en las oportunidades de realizar una presentación** (aun cuando puedas sentir que no te fue bien en alguna exposición), en vez de negarte y crear excusas para no dar ninguna presentación.

Finalmente recuerda: **TODOS** hemos y seguiremos sintiendo miedo de hablar en público, pues es una **CONDICIÓN HUMANA** que no se puede eliminar. De ahí que debemos dar prioridad a la preparación, al ensayo y a la acción de disfrutar cada instancia en la que debas hacer una presentación.

Ahora bien, antes de seguir con la lectura deseo que te realices las siguientes preguntas:

- ¿Hasta ahora ha valido la pena leer las primeras páginas de este libro?
- ¿El contenido y las herramientas enseñadas me ayudarán para perfeccionar mi habilidad de hablar en público?

Si las respuestas a las que llegues son un "si" entonces te invito a seguir aprendiendo más con este libro que con mucho afecto he creado para ti.

2. Auto diálogo positivo para lograr más seguridad y confianza.

Piensa unos minutos en todas esas personas que se paran frente a un escenario -cualquiera que sea- toman un micrófono y encienden una cámara y comienzan a hablar ante la audiencia. ¿Qué es eso que llama la atención? Y no pienses solo en grandes oradores como Barack Obama o Tonny Robbins, quienes ya de manera comprobadísima tienen un potente carisma y una oratoria de altísimo nivel.

Puedes pensar en conocidos, en un compañero de la universidad o del trabajo, un profesor, un familiar. Esos que llamamos el alma de la fiesta, el amigo con el que todos queríamos hacer grupo de trabajo en clases. Salvando la distancia entre las referencias famosas y las personas que en nuestra cotidianidad pueden hablar ante otros, ¿qué pudieras ver en común? De verdad que, si hay un punto en común, de hecho, pudiera haber hasta varios, pero en este apartado vamos a concentrarnos en uno. El más resaltante.

¿Ya lo descubriste? ¿Quieres saberlo? Es este, todos parecen disfrutarlo. Ahora sí parece obvio, ¿cierto? Y eso es vital, más de lo que crees. En realidad, no es un secreto solo aplicado a la comunicación en público, sino en todo proyecto de vida. **El acto de hablar en público debe ser -y es para quienes se dedican a ello- una experiencia disfrutable.**

Y es aquí en el que entran tus creencias y en como las reprogramamos para que hablar en público pase de ser **una experiencia paralizante a una emocionante.**

Para empezar, hay que introducir o reforzar el hábito de la comunicación interna, de hablarnos a nosotros mismos, o como decimos en nuestros entrenamientos, el auto diálogo.

En esta fase es importante que puedas identificar con qué palabras relacionas la acción de hablar en público, porque si has dicho frases inocentes y de justificación como: "Me da pavor", "Eso no es lo mío" "Me muero si tengo que hablar ante el jefe" o la más terrible de todas "No tengo nada interesante qué decir" pues tu mente, que no distingue realidad de fantasía, se ha fijado como una creencia, como una verdad, y cada vez que tengas que enfrentarte a una audiencia la sensación de peligro se avivará en ti, con todas las manifestaciones físicas que ya hemos nombrado.

Por ello, y a partir de ahora, el primer paso es reprogramar lo que significa hablar en público en nuestra mente. Porque, a fin de cuentas, **el miedo no se elimina, se gestiona**, se modifica su concepto a través de palabras positivas y de reconocimiento que incentiven tu confianza.

En este sentido, te recomiendo repetir las siguientes frases en voz alta **mínimo 30 minutos antes de iniciar tu exposición** (también podrías realizar este ejercicio con varios días de anticipación, si es que sientes mucha ansiedad o nerviosismo), siempre con una postura abierta de tu cuerpo y una **actitud mental positiva creyendo absolutamente en lo que vas a comunicarte:**

- ¡Yo puedo!
- ¡Vamos con todo!
- Estoy preparada/o.
- ¡Lo lograré!
- Todos hacen caca (Se asociada a una frase de humor en la que debemos comprender que todos y todas somos humanos con las mismas necesidades).
- Vamos a disfrutar.
- ¡Si se puede!
- ¡Nada me detiene!

También puedes ocupar otras palabras o frases que te permitan cambiar tu estado de ansiedad y nerviosismo por el de entusiasmo y adrenalina. Lo importante es que ejecutes este ejercicio, pues te ayudará mucho en tu preparación antes de comenzar cualquier actividad en la que debas hablar en público, ya sea para una o miles de personas.

Es importante que sepas y recuerdes que el acto de hablar en público está íntimamente ligado a confiar en que tienes algo importante que decir, mensajes que va a aportar y ser de provecho para el otro. Un propósito claro y definido puede ayudarte a ganar más seguridad.

El **segundo paso** es comprender la dimensión de tu habilidad para hablar en público. L**a comunicación es inevitable, no puedes no comunicar.** Y no sólo eso, cuando analizas experiencias significativas de tu vida: tu presentación de tesis de grado, la obtención de un trabajo o un ascenso, una declaración de amor, todo lleva implícita la comunicación. ¿Qué quiere decir esto? Que has pasado más tiempo comunicando y hablando en público del que te hayas podido dar cuenta. Precisamente porque había una recompensa o un triunfo que superaba el temor de hacerlo. Ahora bien, aun cuando el resultado no haya sido el deseado o esperado, lo importante acá es recordar esto: Lo hiciste una vez. Y puedes volver a hacerlo.

Esto nos lleva al **tercer paso** y es comprender que si bien hay un cúmulo de personas que tienen un talento para disertar y hablar ante otros, también es cierto que no es determinante ni tampoco indispensable para transformarte en un buen comunicador. El talento es una vía, pero no la única. **Será el entrenamiento, la disciplina y especialmente la práctica lo que transforme ese temor (o ese talento incipiente) en una herramienta estratégica que puedas usar en todos los espacios.**

La mejor manera de aprender a hablar en público es entrenando semanalmente esta habilidad, disfrutando el error durante los ensayos y celebrando las buenas presentaciones.

Para forjar y fortalecer tu auto diálogo, es vital que **comiences tus mañanas recitando palabras o frases poderosas**. Pueden ser mantras u oraciones, da igual, lo indispensable es decirlas con convicción. Luego, el autorreconocimiento, recitar tus cualidades y fortalezas, especialmente aquellas que te acompañan en el camino de hablar en público. Hasta puedes hacer una lista y colocarla en un lugar visible para hacer el hábito de creer en ti, de creer que puedes.

3. El ciclo de una exposición en público: qué realizar antes, durante y después.

Cada vez que realizo una sesión personalizada o grupal ya sea en Chile, Bolivia, Colombia u otro país me encuentro con personas, en muchos casos directivos de importantes compañías, que desconocen que para lograr éxito en cada una de sus ponencias se requiere de **conocer y**

ejecutar el ciclo completo para crear, exponer y posteriormente evaluar su exposición.

Desde esta perspectiva, existe una situación grave, puesto que a millones de personas se les exige y evalúa por cada una de sus presentaciones en público en el ámbito laboral (hasta de eso depende muchas veces su crecimiento en la organización), pero casi nunca se explica con detalle cómo crear una exposición de impacto.

Imagínate que le pidan con urgencia preparar un plato especial de comida árabe para 30 personas sin que nadie te indique los ingredientes ni la receta con sus etapas y tiempos. Con seguridad te tocará improvisar e intentar cocinar lo que salga... Lo mismo le pasa a niños y niñas, adolescentes y adultos de todo el mundo cuando deben hablar en público. Obviamente al no lograr el resultado esperado te llenas de miedo, ansiedad, nerviosismo y frustración sin motivación para atreverte nuevamente a hablar frente a otras personas.

A partir de esta situación descrita, me propuse dar una solución que ayudará a todas las personas a planificar de forma ordenada sus futuras presentaciones. De ahí que diseñe un proceso denominado: "Ciclo de Exposición en Público", el que está compuesto por tres etapas principales y cada una de estas fases contienen acciones específicas que al ejecutarlas correctamente te ayudarán a lograr exposiciones exitosas.

Esquema: Ciclo de Exposición en Público.

ETAPAS	ACTIVIDADES PRINCIPALES A REALIZAR
Antes de realizar la presentación.	- Define el o los objetivos que deseas cumplir. - Visualiza las emociones que deseas sentir y las que te gustaría generar en el público (te recomiendo comunicar con afecto, pasión, cercanía, alegría y entusiasmo). - Visualiza a las personas que participarán como público como tus aliados. Es una oportunidad para

	conectar, para ayudar, para aportar tu conocimiento y experiencia, para crear nuevas amistades. Es decir, pon foco en todo lo que puedes ganar. - Establece por escrito el tema principal y los contenidos específicos que vas a desarrollar. - Conoce los detalles de la audiencia y del evento (cantidad de personas, lugar, horario, tiempo de la exposición, características del publico asistente). - Crea la estructura de la presentación por escrito. Te recomiendo diseñar un esquema con palabras claves y con los tiempos de cada etapa. En ningún caso debes escribir párrafos, pues si lo haces tendrás la tentación de memorizar (en el siguiente capítulo del libro te enseñaré un formato de esquema). - Define los apoyos que vas a requerir (video, música, agua, etc…) y la vestimenta que ocuparás. - Practica en voz alta la exposición (si el tiempo lo permite ensaya con varios días de anticipación. Da prioridad a los primeros 60 segundos de lo que comunicarás). - Realiza mejoras a la presentación, después de la práctica. Si no ensayas no lograrás saber si lo que estas preparando se ajusta al objetivo (s) propuesto.

	- Pide ayuda a otra persona para que vea tu ensayo y así recibir una opinión constructiva. - Ejecuta las activaciones: mental, corporal y vocal minutos antes de comenzar la exposición. - Concéntrate minutos antes de iniciar. Evita mirar redes sociales y realizar cualquier otra actividad que te distraiga y que te genere una preocupación adicional. - Respira, sonríe y disfruta...
Durante la presentación.	- Saluda y conecta emocionalmente con la audiencia desde los primeros segundos. - Evita balancear tu cuerpo o desplazarte con exageración durante los primeros segundos, pues eso puede generar una distracción en el público. Es mejor una posición corporal fija durante los primeros segundos de tu exposición, en la que te recomiendo poner foco en tu expresión fácil (sonreír) y el uso de tus manos. - Expone el contenido de forma clara, ordenada, precisa y emocionante. Te recomiendo explicar las ideas desde lo más general para después avanzar en el abordaje de conceptos más detallados. - Haz participar a la audiencia durante toda la exposición, especialmente en el inicio y cierre de la ponencia.

	- Cuenta historias para facilitar el proceso de recordación de las ideas expuestas. - Logra que tus mensajes impacten positivamente, cumpliendo con los objetivos propuestos. - Te recomiendo que cuando estes casi finalizando pide al público que efectué un resumen de lo aprendido destacando un máximo de 3 conceptos claves de lo expuesto. - Finaliza tu presentación agradeciendo y generando conexión emocional con la audiencia.
Después de la presentación.	- Una vez finalices tu presentación te recomiendo que efectúes una auto - evaluación por escrito en la que debes establecer: 1) Tres aspectos positivos mínimos que lograste cumplir considerando las dos primeras etapas (antes y durante) y 2) Tres aspectos a mejorar para tus futuras exposiciones. Este ejercicio es sumamente importante en el proceso de aprendizaje, pues así lograrás mejorar continuamente tus próximas presentaciones. - También sería ideal, en lo posible, que le pidas a una o máximo dos personas que hayan participado en tu exposición su evaluación.

	Evita elegir a alguien que no sea preciso y honesto a la hora de sus comentarios. Lo importante es que puedas recibir una retroalimentación constructiva.

¿Qué te pareció este ciclo? ¿Crees que será de ayuda para tus próximas presentaciones? De acuerdo a mi experiencia estoy convencido que **si ejecutas adecuadamente cada una de las actividades que componen las 3 etapas de este ciclo lograrás acercarte mucho más al éxito hablando en público.**

Ahora si me lo permites quisiera invitarte a imaginar algunos segundos la historia que te voy a contar, con la que espero dejarte mucho más claro el valor de este ciclo.

Imaginemos que en cuatro meses más debes realizar una ponencia internacional frente a 2 mil personas de distintos países, quienes asistirán a una Cumbre Mundial de la Salud. Realmente tú no tienes tantos deseos de participar, pues será la primera vez en tu vida que hables para tantas personas, lo que te está generando ansiedad y nervosismo; pero la empresa en la que trabajas te solicitó llevar a cabo esta misión.

A pesar del nerviosismo y la ansiedad que sientes también reconoces que esta exposición presencial será de mucha relevancia para tu crecimiento laboral, además de las conexiones que podrás crear si es que tu presentación impacta positivamente al público asistente.

Este caso que estamos imaginando perfectamente puede ocurrir en tu vida laboral. De hecho, muy seguramente ya viviste alguna historia similar. De ahí que es determinante que des suma importancia a entrenar tus habilidades comunicativas, pues **en gran medida dependerá de tu oratoria el crecimiento que logres a nivel laboral, social y hasta en tu vida personal y familiar.**

Este ciclo te invito a que lo recuerdes y hasta le tomes una foto (al esquema de 3 etapas) para que la guardes en tus

favoritos de la carpeta de imágenes de tu celular. Estoy seguro que durante tu vida la vas a necesitar.

Hasta ahora espero de corazón y mente que lo expuesto en este primer capítulo este siendo de mucha ayuda para ti. Recuerda seguir leyendo este libro acompañado de un lápiz y agenda para ir realizando anotaciones de los conceptos, técnicas y herramientas que más te hayan llamado la atención y que posteriormente puedas aplicar.

¡Sigamos avanzando!

4. Activación corporal antes de tus presentaciones.

Desde el cuerpo podemos enviar estímulos a nuestro cerebro. La respiración puede ayudarnos a inducir cambios emocionales en nuestro organismo y el movimiento favorece la circulación sanguínea lo que, a su vez, favorece la oxigenación que redunda en sensación de optimismo y bienestar.

Ya sea una audiencia virtual o presencial, **la activación corporal te permite tener conciencia y control de tus gestos y movimientos**, así tu cuerpo se convierte en una herramienta clave para canalizar la tensión y el nerviosismo en energía y entusiasmo para salir y cautivar a tu audiencia.

Para ello, te recomiendo que realices una rutina de movimientos corporales o también denominada "ejercicios de activación". Esta técnica te ayudará para que algunas zonas de tu cuerpo (ver esquema uno de este capítulo) y otras de tu rostro (ver esquema dos de este capítulo) se activen, logrando así el control de tu lenguaje no verbal.

Te aconsejo que ejecutes esta rutina en tres etapas:

- **Etapa uno:** 24 horas antes de tu presentación (en el momento que te encuentras ensayando en voz alta tu exposición).

- **Etapa dos:** 120 minutos antes de tu presentación (para gestionar el miedo o la ansiedad que podrías estar experimentando en este momento).
- **Etapa tres:** 20 minutos antes de tu presentación.

Cabe destacar que este ejercicio de activación corporal se recomienda unirlo con ejercicios de auto dialogo positivo, con el fin de potenciar tu seguridad, confianza y motivación antes de iniciar tu exposición, ya sea presencial o virtual.

A continuación, te presento dos esquemas en los que te explicó con detalle cuales son las áreas de tu cuerpo que debes activar antes de tus presentaciones:

Esquema: Zonas claves de activación corporal.

Durante mis últimos años de trayectoria entrenando a miles de personas he establecido 6 zonas claves de nuestro cuerpo que deberíamos activar antes de iniciar cualquier presentación.

Esta activación se efectúa a través de un movimiento circular con velocidad media el que se debe repetir 5 veces por cada zona. Es decir, cinco activaciones en la zona uno de nuestro cuello, después otro cinco movimientos circulares en la zona dos de hombros y así sucesivamente en las otras áreas indicadas en este esquema.

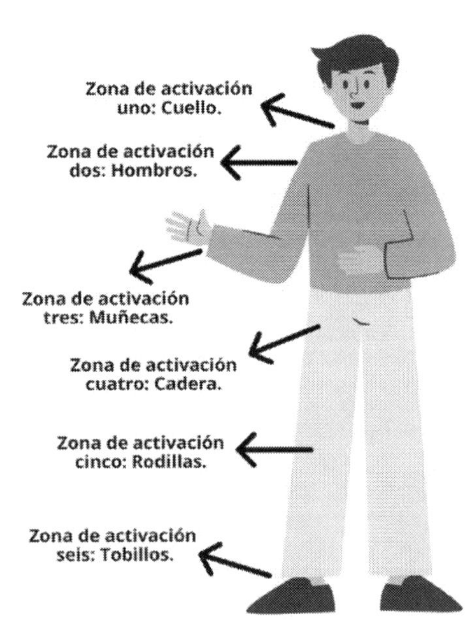

Una vez finalizada la rutina de las 6 zonas te recomiendo mover todo tu cuerpo libremente por unos 15 segundos y comenzar nuevamente la activación corporal hasta que sientas más seguridad, confianza y control de tu cuerpo (manos, brazos, piernas, otros).

Sería ideal que este ejercicio lo realice ocupando música que te entusiasme y también pronunciando en voz alta algunas palabras o frases de motivación (en el capítulo uno se explica con detalle este último tema).

Caba destacar que he recibido múltiples comentarios evaluando esta rutina como una actividad muy positiva para gestionar el: nerviosismo, la ansiedad, el estrés y el miedo de hablar en público. Son miles de estudiantes y personas que hoy la están utilizando.

Ahora deseo presentarte otra técnica para activar el rostro, considerando que es sin duda el área específica de nuestro cuerpo que más comunica y que más es observada por otras personas.

Esquema: Zonas claves de activación del rostro.

Así como las muñecas necesitan activarse para que las manos (ademanes) expresen correctamente nuestras ideas, pensamientos y emociones, el rostro también necesita de una rutina para que los gestos, señales y micro señales que expresamos sean coherentes con los mensajes verbales que comunicamos.

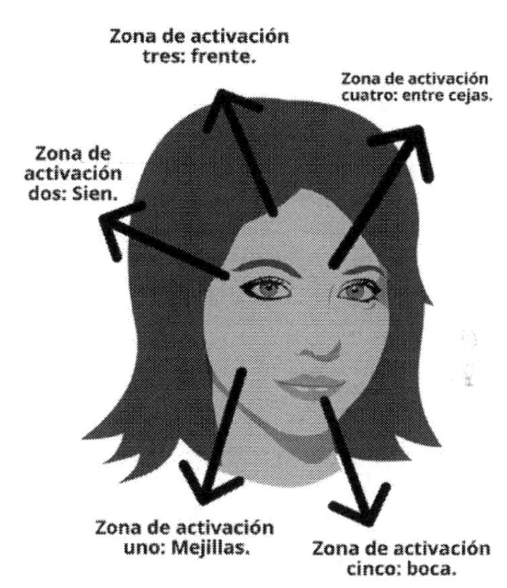

Muchas veces ocurre que estamos iniciando una presentación, por ejemplo: una examen de grado para titularse como ingeniero/a, y cuando estamos saludando a la comisión evaluadora lo efectuamos sin sonreír a la audiencia, a pesar que nuestras primeras palabras eran "estoy muy feliz y emocionado de estar aquí con ustedes...".

Sin duda, este ejemplo descrito demuestra que el alumno/a expositor no tuvo la capacidad de expresar sus emociones a nivel facial, lo que genera una contradicción en su comunicación y que muy probablemente será considerada en la nota final.

Asimismo, también ocurre habitualmente que la falta de activación corporal en la zona de boca genera un problema a la hora de la pronunciación y modulación de las palabras y, por consecuencia, nuestro contenido podría no entenderse. En las siguientes paginas abordare con más detalle los ejercicios de activación oral (voz).

Pasemos ahora a la explicación de esta rutina. Como puedes observar en la imagen seleccione 5 zonas claves del rostro que debemos activar. Para ello ocuparemos tres dedos de nuestras manos y los ubicaremos en la cara realizando movimientos circulares en cada zona por 7 segundos.

Quiero ir más al detalle para que no te queden dudas de esta rutina. Pondrás tus dedos en tus dos mejillas (zona uno) y con una fuerza y velocidad media realizarás el movimiento circular durante los segundos indicados. Una vez finalices con las mejillas seguirás con la sien y posteriormente con las otras áreas seleccionadas de tu rostro hasta llegar a tu boca.

5. Activación vocal y ejercicios para potenciar tu voz.

Ahora bien, otra área de vital importancia que debemos activar antes de iniciar una presentación es nuestra expresión oral (voz). Para lograr el volumen, el ritmo, las pausas, las entonaciones y pronunciación correcta es necesario efectuar ejercicios de calentamiento vocal o también llamados en este libro **ejercicios de activación vocal.**

El calentamiento vocal, es un procedimiento que se constituye de una serie de ejercicios respiratorios y vocales cuya finalidad es calentar la musculatura de los pliegues vocales antes de una actividad más intensa para evitar la sobrecarga, un uso inadecuado o un cuadro de fatiga vocal.

¿Cuáles son algunos de los beneficios de realizar la activación vocal?

- Mejora la calidad de tu voz.
- Disminuye la sensación de cansancio al hablar.
- Disminuye la sensación de sequedad en la laringe.
- Logra un volumen de voz más alto.

- Aumenta la claridad de la voz.
- Entrega firmeza en la voz.

El momento ideal para realizar el **calentamiento vocal es 10 a 15 minutos previos a la utilización de tu voz,** ya sea antes de una exposición, clase o uso profesional de esta (cantar, animar programa radial, etc.). Te recomiendo no exagerar con la realización de estos ejercicios, ya que la sobre exigencia podría dañar tu laringe.

En este contexto, basándonos en el esquema dos, a continuación te doy a conocer 10 ejercicios que te recomiendo realizar para activar la zona de labios y, al mismo tiempo, tu voz:

- **Mantén una postura erguida:** Hombros relajados, brazos colgando a los lados del tronco, cabeza mirando al frente, mentón levemente levantado.
- **Haz un ejercicio de respiración:** Pon tus manos sobre tu estómago, inhala por la nariz en tres tiempos (1 – 2 – 3) inflando tu estómago y exhala por la boca en cinco tiempos (1 – 2 – 3 – 4 – 5) desinflando tu estómago. Repite este ejercicio tres veces.
- **Libera la tensión en tu mandíbula:** Mueve tus manos lenta y suavemente para masajear la mandíbula y los músculos faciales durante uno a dos minutos.
- **Tararea:** Comienza tarareando un sonido básico como /mmm/, procura tomar aire por la nariz y repetir este ejercicios de 5 a 10 veces. Todo debe ser de forma relajada, no te exijas hasta quedar sin aire. Luego puedes modificar el ejercicio y realizarlo con la boca abierta repitiendo de 5 a 10 veces con el sonido /aaaa/.
- **Realiza vibración de labios:** Cierra los labios, realiza un ligero puchero y sopla aire a través de ellos. Este ejercicio lo puedes repetir de 3 a 5 veces. Una variación es emitir el sonido /b/ al momento de realizar la vibración.
- **Usa trabalenguas:** Estos sirven incluso para mejorar la articulación. Repítelos en distintos volúmenes y con distintas entonaciones para calentar tu voz. Ejemplo: Tres tristes tigres tragaban trigo en un trigal.

- **Realiza sonidos nasales:** Emite el sonido final de la onomatopeya "Bang", repite el sonido /ng/ de forma prolongada de 5 a 10 veces. Recuerda siempre hacerlo de forma pausada y tomando aire como corresponde.

- **Realiza glissandos:** El glissando consiste en imitar el sonido que realiza una ambulancia. Puedes empezar de menos a más o de más a menos. Repite este ejercicio de 3 a 5 veces.

- **Ejercicio de pronunciación uno:** Abre tu boca de forma amplia pronunciando en voz alta las letras: a, e, i, o, u. Repite este ejercicio mínimo 3 veces consecutivamente.

- **Ejercicio de pronunciación dos:** pronuncia de forma exagerada, en voz alta y separando cada palabra en silabas los primeros segundos de tu presentación. Por ejemplo: Ho – la bu – e – nas – tar – des pa – ra – mi – es – un – pla – cer es – tar – a – aquí.

Este último ejercicio de activación vocal descrito es ¡maravillo! Tiene una resultado increíble si lo realizas correctamente durante mínimo 4 minutos. Lograrás perfeccionar tu pronunciación, la velocidad a la hora de expresar tus ideas y mejoraras tu respiración, entre otros beneficios.

Finalmente, recuerda estar constantemente bebiendo agua a antes, durante y después de tu exposición y evitar el consumo excesivo de sustancias irritantes como: café, tabaco, especias, etc.

6. Conoce a tu audiencia.

En el auto diálogo entendemos el por qué hablar en público (y su importancia es trascendental). Pero en este punto, atendemos el **a quien le vamos a hablar.** Y esta es una pregunta de rigor, porque si bien en esencia, somos la misma persona y debemos preservar coherencia y naturalidad a la hora de comunicar ante una audiencia, tenemos diferentes matices.

¿Qué quiere decir esto**? No usarías las mismas palabras para explicarle un mismo concepto a un niño que a un adolescente**. No es lo mismo contarle sobre una anécdota a tus amigos que a tu jefe. Hay un eje transversal en todos los escenarios, hablar con coherencia, seguridad, confianza, cercanía y sobre todo con la intención genuina de conectar con el otro. Pero los matices cambian.

¿Cuáles son esos matices? Desde tu postura y tus gestos, hasta tus palabras y la ejecución de las mismas: el tono, el volumen, el ritmo, la emoción, la gestión del tiempo. El saber quiénes son las personas a las que vas a dirigir tu mensaje te permitirá hacerte cargo de varios aspectos claves para una buena presentación:

- Gestionar la tensión y los nervios antes y durante la presentación.
- Estructurar tus ideas y planificar tu mensaje.

Si hubiese un *tip* de esos que no cuentan en los libros tradicionales, es entender que una presentación en público no se trata de ti. Si, así como lo lees. Perdemos una gran cantidad de tiempo y energía concentrándonos en nosotros, cuando la realidad en la práctica y efectividad, **es que hablar en público se trata de tu audiencia**. Mientras más conectes con esa premisa, mayor oportunidad tendrás de cautivarla.

Tu audiencia es lo más importante de una presentación. Por ello tienes que invertir especial cuidado y atención en conocerla, anticipar qué es lo que desea recibir y superar sus expectativas. Después de todo, cuándo vas a hablar en público, las personas te van a entregar uno de sus activos más valiosos: su tiempo.

Esto no es para generarte una presión adicional, todo lo contrario. Al entender este propósito sustancial, podrás adelantarte a todo lo que pueda afectar tu presentación. Y para ello es vital que antes de preparar tu contenido te formules las preguntas claves:

- ¿Qué quiero que sientan estas personas que me van a escuchar?
- ¿Qué deseo que recuerden de mi presentación?
- ¿Qué características tiene el público que participará?
- ¿Las personas que participarán conocen del tema que expondré?
- ¿Las personas que participarán me conocen?

Las respuestas que obtendrás pueden ser variadas y mezcladas y pueden generarte: optimismo, confianza, credibilidad, inspiración, motivación, reflexión... No hay respuesta incorrecta acá, lo único incorrecto sería olvidar que tu audiencia tiene que sentir algo con tu contenido para que pueda conectar contigo.

Ya lo decía la escritora y activista estadounidense Maya Angelou, una de las voces de la literatura contemporánea de su país: **"Las personas olvidarán lo que dijiste y lo que hiciste, pero nunca olvidarán cómo las hiciste sentir."**

Esto no quiere decir que tu contenido no tenga que ser valioso y bien estructurado, todo lo contrario. Debes apuntar en todo momento que tu contenido sea de aporte para los demás. **Pero es la emoción el vehículo donde debe movilizarse ese contenido para conectar con tu público**.

En este contexto, deseo que recuerdes que las dos claves para hablar en público y lograr que tu presentación sea recordable son:

1.Dar un contenido de valor que el público pueda aplicar inmediatamente en sus actividades diarias.	**2.Comunicar con emoción tus mensajes.** Que el público vea que desde los primeros segundos estas disfrutando tu exposición.	Si logras cumplir con estos dos objetivos entonces logarás que el público: **APRENDA Y RECUERDE TU EXPOSICIÓN.**

Finalmente, no olvides la frase del escritor y consultor norteamericano Ken Haemer: "Preparar una presentación sin el público en mente es como escribir un discurso de amor empezando con: *A quién le pueda interesar*".

7. Prepararte y ensaya siempre tus exposiciones ¡no te confíes!

¿Has visto alguna vez los Juegos Olímpicos? Son una cita mundial en la que todos los atletas de todas las disciplinas de esa categoría se reúnen para consagrarse como el mejor. Las Olimpiadas, como usualmente las llamamos, se organizan cada cuatro años.

Muchos de los atletas olímpicos alcanzan el estatus de celebridades, en gran parte por la admiración y talento que derrochan en sus competencias. Usain Bolt, Michael Phelps o Serena Williams son nombres conocidos, asociados a éxito y prestigio.

Ahora, ¿por qué estamos hablando de atletas olímpicos en un libro sobre hablar en público? Ya verás. Hay mucho que podemos conciliar entre el deporte de alto rendimiento y la oratoria.

Un atleta olímpico no decide de la noche a la mañana "inscribirse en las Olimpiadas" todo lo contrario, la oportunidad de representar a su país responde a un proceso de preparación y triunfos previos. Son cuatro años de entrenamiento para una competencia que, en el caso de Usain Bolt, duró 9,63 segundos. ¿Hay talento? Sí, pero hay mucha más constancia y disciplina.

Otro aspecto clave es que un atleta olímpico no está solo ni puede llegar a lograr lo que hace sin el acompañamiento y mentoría de una o varias personas que lo entrenan, lo animan y creen en él. En otras palabras, no trabajan solos.

Un tercer elemento sobre este tema es la actitud olímpica. Hay un espíritu de integridad, respeto y fraternidad, pero también un aire de victoria. Ningún atleta olímpico se lanza ya sea a la pista, a la cancha o a la piscina a "intentar" ganar, se lanzan con la vista en el oro. Lograrlo o no, es una variable, pero el propósito es ganar, nada de "voy a ver qué pasa."

Hay mucho que podemos extrapolar del ímpetu olímpico al acto de hablar en público. Lo primero es la importancia de la preparación. Así como ningún atleta se lanza a semejante evento sin el entrenamiento adecuado ningún orador subestima la importancia de la preparación y el ensayo.

Claro, no necesitas cuatro años para preparar una presentación exitosa, pero si necesitas tomar el tiempo necesario para:

- Conocer a tu audiencia.
- Ordenar tus ideas.
- Escoger las palabras y la emoción de tu mensaje.
- Crear la estructura de tu exposición.
- Practicar en voz alta tu presentación.

Ahora bien, es importante que entiendas la preparación y la práctica como una actividad permanente. Tu presentación comienza desde el momento en qué te dicen que debes hacerla. Así como el deportista se hace en el terreno, el buen orador se hace en el escenario. Pero ambos practican y ensayan para lograr un resultado victorioso.

El otro elemento es que un orador no se hace solo. El orador se hace ante la audiencia, sí, pero también antes quienes le dan la oportunidad de presentarse ante ese público. De quienes le dicen si puedes y sobre todo de quienes pueden enseñarle a pulir sus habilidades comunicativas.

Si has llegado hasta acá es porque deseas hablar en público con efectividad, ya sea porque no lo has intentado o porque lo hiciste y no has logrado el nivel deseado, da igual. Lo importante es que deseas hacerlo y ya has entendido que el proceso comienza con un propósito claro y la confianza de que puedes hacerlo.

En esta época de sobre abundancia de contenidos y acceso a la información y conocimiento, puedes encontrar infinidad de material relacionado con el tema que pueda ayudar a la preparación. Pero no subestimes el poder y el impacto que un entrenador puede generar en ti. Alguien que te acompañe en el proceso para, así como el coach que acompañó a Usain o a Phelps, a ayudarte a entender la técnica y obtener un feedback oportuno que te permita mejorar. **Hablar en público es posible con el entrenamiento y asesoría adecuada. Nosotros lo sabemos por experiencia.**

El ensayo entonces se convierte en la manera eficaz de gestionar tu nerviosismo por adelantado. No tienes que esperar estar frente al público para hacerte cargo de eso, es en la previa donde te puedes dar cuenta de qué podría funcionar mejor y qué no, si tu contenido se ajusta a los tiempos.

A lo largo de los cientos de entrenamientos que al año impartimos, hemos encontrado casos particulares de alumnos con un muy buen nivel de oratoria, con habilidades comunicativas potenciadas, pero que de alguna forma no lograban el impacto que querían, no se sentían satisfechos con sus presentaciones o sentían que se perdían ante la audiencia.

En la mayoría de los casos la falencia saltaba a la vista: debido a su nivel de elocuencia y fluidez, subestimaban la importancia de la preparación, de tener claridad y del mensaje y la emoción a transmitir. **Se confiaban de su talento y dominio del tema y se lanzaban sin haber practicado ni ensayado.**

La tercera relación entre los atletas olímpicos y el orador en un escenario es el espíritu de victoria. Así como ningún atleta se lanza al terreno pensando: "Voy a ver si lo logro," de la misma forma, no te puedes exponer al público pensando cosas limitantes como: "Bueno, voy a intentar hablar" "voy a ver si esto les gusta" No. Debes apuntar al oro, que en este caso se trata de entregar un mensaje efectivo y cautivante.

Recuerda una vez más que el cerebro no distingue entre realidad y fantasía, que reacciona a tus creencias. Prepararte y ensayar prepara a tu cerebro para sentir y creer que puedes hacerlo. Ve por el oro.

8. Técnicas para entrenar el inicio y cierre de tus presentaciones.

Imagina que estás en el concierto de tu artista favorito y el cantante empieza el concierto explicando que tocará una canción que está compuesta por determinada cantidad de acordes, que los arreglos sonarán de determinada manera, que se esforzó mucho para que entendieras la letra y que espera entonces que te pueda gustar. Sería raro, ¿No crees?

La mayoría toca los acordes y recita la letra. Si es ya un músico consagrado, basta con que toque los primeros acordes de determinada canción para que cause una ola de furor y emoción en el público. Y así inicia, no necesita nada más. Ya todos conectaron con el momento.

Así deberían ser los inicios de tus presentaciones: afinados, directos, explícitos. Que generen curiosidad y expectativa en tu audiencia, que incentiva su imaginación para que entonces decidan prestarte atención.

Para lograr un inicio de impacto que genere atención e interés del público hacia tu presentación te recomiendo las siguientes acciones:

- **En los primeros 15 segundos de tu presentación debes poner foco en conectar con la audiencia**. Saluda idealmente con afecto y cercanía, agradece a las personas por estar presentes y darse el tiempo de compartir contigo, inspira con alguna frase de motivación y hasta conversa con las personas de forma relajada y amistosa, por ejemplo preguntándoles con alegría: ¿cómo está su entusiasmo hoy para iniciar esta presentación?

  Siempre espera que las personas te contesten las preguntas y demuestren sus emociones, **pues recuerda que hablar en público no es un monologo en el que solamente debes dar información, sino es un acto comunicativo en el que todos deben aprender y conectar con emoción y contenido de mucho valor**.

- **Idealmente en los primeros segundos siempre sonreír**, una postura corporal abierta, usa tus manos para expresar tus ideas, evita desplazarte de una lado para otro, es mejor una posición fija para conectar con el público.

- **Que tu volumen de voz sea un poco más alto de lo normal en los primeros segundos**, que tu pronunciación sea un tanto más exagerada, con el objetivo de asegurar que cada palabra sea entendida de forma rápida por parte de la audiencia. Finalmente, te recomiendo ocupar un tono más agudo para saludar al público, ya que éste se asocia con alegría y entusiasmo.

- Asimismo, **nunca hables rápido en los primeros 15 segundos**, pues la excesiva velocidad podría hacer que elijas las palabras incorrectas o hasta puedes quedar sin aire para seguir con tu presentación. Siempre es mejor lento para estar atento a cada detalle de lo que estas comunicando.

- Finalmente, te recomiendo **ensayar en voz alta el inicio de tus futuras presentaciones** en público, ya sean presenciales o virtuales, pues de esta manera lograrás más seguridad, confianza y certidumbre a la hora de comenzar tu exposición y conectar más rápido con la audiencia.

El cierre, por su parte, debe llevar, ya sea de forma explícita o implícita un llamado a la acción, generar el deseo de hacer algo. Y ese hacer no está netamente ligado a una actividad directa (como, por ejemplo, efectuar una compra o dar un voto). Dicha acción también puede conducir a una **acción más emocional como generar una reflexión sobre un tema en particular, hacer sentir motivación u optimismo, invitar a las personas a contribuir o sumarse a una causa especial.**

Al final debes llegar por adelantado, ¿qué quiere decir esto? Debes saber cuál es la intención, la emoción, la razón por la cual estás haciendo esa presentación, no el por qué sino el para qué, y esa respuesta debe quedar implícita en tus cierres, ¿Para qué te vine a hablar de esto? Así tu audiencia sentirá que el tiempo invertido en escuchar y atender tu presentación le ha dejado algo.

En este contexto, te doy algunas recomendaciones para que prepares de mejor manera el cierre de tus próximas presentaciones:

- Efectúa una actividad que le permita a la audiencia el **realizar un resumen de todo lo conversado y aprendido** (así puedes asegurar si lo que presentaste lo recuerdan o no). Elige a algunas personas del público para que en una palabra o frase resuman lo que más destacan de lo expuesto.

- También te recomiendo que ejecutes un resumen con 3 palabras claves para que el público sepa cuales son desde tu posición de expositor/a los conceptos más relevantes a recordar.
- **Felicita y agradece al público** por haber participado en la presentación motivándolos a aplaudir y a reflexionar de todo lo aprendido para tomar acción.
- Puedes finalizar tu presentación con alguna **frase de inspiración**, con una fotografía de impacto, con música y una actividad práctica que involucre a todo el público, etc... **Todo dependerá del contexto y el objetivo de la presentación**, puesto que no es lo mismo realizar una exposición frente a 20 estudiantes de postgrado de la Facultad de Derecho que dar una charla de motivación a 300 niños y adolescentes.
- Considera también que es importante que tengas una postura corporal abierta, idealmente sonriendo y siempre con una actitud positiva para recibir felicitaciones o comentarios por parte del público al concluir tu presentación.

CAPÍTULO DOS:
ENSAYAR NO ES UNA OPCIÓN,
ES CLAVE PARA HABLAR BIEN EN PÚBLICO.

“Orador es aquel que dice lo que piensa y siente lo que dice”.

William J. Bryan.

9. El ensayo como piedra angular para hablar en público.

Nadie nace aprendido, dice un viejo y conocido refrán. Detrás de la elocuencia, la naturalidad y la seguridad que los grandes comunicadores derrochan en un escenario ante su audiencia, hay siempre un punto en común y no, no es el talento, sino la preparación.

Ya decíamos en el capítulo anterior que, en varias oportunidades, alumnos con un muy buen nivel de oratoria, es decir con la elocuencia, experiencia y seguridad suficiente se sentían insatisfechos con sus presentaciones. Las quejas, por lo general, se agrupan en frases como: Siento que no logro conectar, el final es poco contundente, no genero la interacción adecuada con la audiencia...

En el caso de este tipo de personas, tras un par de sesiones se lograba encontrar un punto en común, un exceso de confianza al creer que saber de un tema es suficiente para poder cautivar a una audiencia, sumado a una subestimación de la preparación y el ensayo antes de cada presentación.

No importa la edad o los años de experiencia, no hemos conocido hasta ahora un gran orador que no dedique tiempo a la preparación. Lo que si va haciendo la experiencia es acortar esos tiempos y ayudar a gestionar la improvisación, pero el punto de partida es el tiempo invertido antes de hablar en público.

¿Irías a una prueba de manejo sin haber practicado? No, sería impensable y hasta irresponsable hacerlo, ¿cierto? De la misma manera, nadie se lanza -o debería lanzarse a un escenario- sin la preparación y la práctica adecuada para tal fin.

Hay un punto clave que debes tener en cuenta y es que tu presentación en público no comienza cuando estás en el escenario, tu presentación comienza desde el mismo momento en que ya comenzaste a pensar en ella. Ya desde ese instante, tu mente comienza a visualizar la situación y aquí aparecerán sin ser invitados el temor y el nerviosismo relacionados con el acto comunicativo. Y he aquí precisamente una de las grandes oportunidades que la preparación y el ensayo traen consigo: gestionar con anticipación el miedo de hablar en público.

Como todo proceso en la vida, el realizar una presentación efectiva en público también considera conocer y, por ende, avanzar etapas que nos permitan asegurar el éxito del acto comunicativo. Desde esta perspectiva, en el capítulo anterior te presente el ciclo de una presentación en público, el cual está compuesto por tres etapas:

- **Etapa uno:** Antes de la presentación en público.
- **Etapa dos:** Durante la presentación en público.
- **Etapa tres:** Después de la presentación en público.

Cabe destacar que las tres etapas son de suma importancia para lograr un proceso de aprendizaje significativo que nos permita estar siempre mejorando cada presentación que debamos efectuar. Este proceso aplica para cualquier actividad en la que debemos hablar en público. Ya sea una conferencia, una exposición en un tribunal, un examen de grado oral, una entrevista laboral, un discurso en un evento social y hasta un pitch de venta de un servicio o producto a un potencial cliente en una reunión virtual.

No obstante, debes saber que la realización correcta o la no ejecución de **la etapa uno impactará positiva o negativamente el resultado de las etapas 2 y 3. De ahí que es vital conocer y aplicar cada acción que involucra la primera etapa** (qué debemos hacer antes de una presentación).

De acuerdo a lo expuesto, la etapa uno del ciclo está compuesta por una serie de acciones específicas a ejecutar. En este sentido, deseo a continuación explicarte con más detalle tres de estas actividades:

- **Conoce a la audiencia** y todos los detalles relacionados con la presentación.
- **Estructura** con claridad y coherencia tu mensaje.
- Siempre practica en voz alta la presentación.

10. Conocer a la audiencia y todos los detalles relacionados con la presentación.

Imagina que postulas a un nuevo trabajo y te llaman para concertar una entrevista. ¿Qué sueles hacer? Prepararte. Investigas sobre la empresa, sobre las funciones del cargo, anticipas las respuestas a las preguntas típicas, incluso te preparas un vestuario que te haga lucir bien, averiguas la dirección, te aseguras de llegar a la hora... entre otros detalles que consideres necesarios para impresionar a los reclutadores y marcar la diferencia.

Pues, hablar ante una audiencia tiene muchas similitudes con el escenario anterior. Si te dicen que debes hacer una presentación, la primera pregunta de rigor es: a **QUIÉN** les voy a hablar.

No es lo mismo comunicar a un grupo de ejecutivos que a una comunidad de estudiantes universitarios, no es igual presentar sobre los resultados de un proyecto que dar una charla motivacional y así podemos seguir con múltiples ejemplos. Sí, hay varios ejes que son transversales y enriquecedores en cualquier presentación y de los cuales hablaremos más adelante, pero la audiencia influye considerablemente en la estructura y el ensayo.

Mientras más detalles tenga a mano de mi audiencia, mayores insumos y oportunidad tendré para crear una estructura que conecte y satisfaga sus expectativas y, en el mejor de los casos las supere.

Después del quién hay otras series de preguntas claves que en periodismo llamamos las 5WH (por su origen en inglés) que son: **QUIÉN, CÓMO, CUÁNDO, DÓNDE Y POR QUÉ**. A este quinteto le agregamos otra el **QUÉ.**

El **QUÉ** y el **CÓMO** está íntimamente ligado al quién y refiere entonces el fondo y la forma en que diseñarás tu mensaje. El fondo tiene que ver con el tema en cuestión mientras que la forma tiene que ver con el diseño y la ejecución de tu mensaje. ¿Será de una forma amena y cercana o por el contrario requiere un toque más formal?

El **CUÁNDO** y el **DÓNDE** también te proporcionarán detalles interesantes que influyen en tu presentación. La fecha, la hora, el lugar, cuanto tiempo tienes para hablar ante la audiencia. Toma en cuenta que no es igual dar una exposición a las 8:00 de la mañana que a las 5:00 de la tarde. Todos los detalles te permiten anticipar imprevistos. Esto aplica indistintamente para presentaciones virtuales o presenciales.

En muchas ocasiones, los alumnos manifiestan que desean potenciar su comunicación *porque* en el trabajo así se lo han demandado o desean enfrentar un nuevo reto laboral. Y si bien el mejoramiento profesional es un motor clave y en donde el entrenamiento comunicacional es casi indispensable, tú por qué siempre debe estar asociado al deseo de ayudar, aportar, inspirar y/o entregar valor a quienes te van a escuchar. Si entiendes tu porqué como una oportunidad en vez de un dolor de cabeza o un fastidio, tus presentaciones serán más nutritivas tanto para ti como para tu público.

Ahora, ya respondidas todas las preguntas y recabados todos los detalles, pasemos a estructurar tus ideas.

11. Estructurar con claridad y coherencia tus mensajes.

Juan es un caso ejemplar sobre el declive que puede generar el subestimar la atención preparación y estructura en tus presentaciones. Profesional de alto nivel, directivo en una reconocida institución del estado, profesor universitario, Juan parecía tenerlo todo a su favor. Su formación y experiencia le permitían un vasto dominio de varios temas y una natural elocuencia para expresar sus ideas y sus puntos de vistas.

Pero aun así, Juan no lograba conectar ni cautivar ni sentirse a gusto con sus presentaciones. Habían tres factores que menoscababan su comunicación en público: Depositar toda su disertación en el conocimiento, concentrarse sólo en el qué decir, no favorecer la interacción con su audiencia.

Analicemos cada una de ellas porque seguramente estas mismas razones pueden afectar tus presentaciones. No es que las presentaciones de Juan fuesen un fiasco, pero le dejaban insatisfecho. Ahí comprendió que algo le estaba faltando, como probablemente te está o te ha pasado a ti.

Cada vez que le pedimos a algún alumno que prepare una presentación práctica durante su entrenamiento, el 90% pregunta automáticamente

¿pero de qué hablo? Y es normal, pues debemos contextualizar, recuerda que el QUÉ es una pregunta de rigor en la fase uno.

Pero una vez que das un tema en específico, la mayoría se remite a definirlo como si de una exposición escolar se tratara y se olvidan de un aspecto clave, incluso nos atreveríamos a decir qué es indispensable y es la emoción.

Las neurociencias han demostrado que, ya sea en las aulas o en la vida cotidiana, un aprendizaje no se vuelve significativo al memorizarlo, sino por la curiosidad y emoción generada y asociada a la información compartida.

Así es, la anhelada influencia que queremos generar en el otro, entendida la influencia como la capacidad de modificar la forma de pensar y/o actuar del otro, no se genera meramente por el contenido compartido - que es importante, claro está y también debe ser bueno y de utilidad- pero por sí solo, es como si quisieras andar en bicicleta con un solo pedal.

Antes de comenzar a preparar cualquier contenido, de buscar en Google o en los libros lo que quieres contar, deberías detenerte un momento y preguntarte: **¿Qué es lo que quiero hacer sentir con esta presentación? ¿qué es lo que quiero que suceda en las personas?**

Es un cambio trascendental de la forma en que la mayoría de nuestros alumnos estructura sus presentaciones y le da una nueva visión al acto de hablar en público: entender que no se trata de mi sino del otro.

No preparas una presentación para ti, sino para los demás. Tu presentación no te pertenece, es un acto de entrega hacia a tu audiencia, a la que quieres aportarle algo. Y tú audiencia conectará mejor con tu intención si ese mensaje, si ese contenido está asociado a sentir.

"Pero es que yo soy reservado" "pero, ¿cómo hago sentir si esto es solo una reunión? "Nadie en mi oficina lo hace así...". Esas son varias de las preguntas que hacen todos al introducir esta nueva premisa sobre la emoción en la comunicación. Gran parte de las personas suelen confundir emoción con un alto nivel de energía o con hacer llorar, limitando así el concepto y su influencia.

No es descabellado, recuerda que esto tiene un basamento científico. Si te preguntas qué quieres hacer sentir en la próxima presentación de un proyecto, seguramente contestarás algo como: Quiero que sientan que esta opción es la mejor, que confíen en mí. ¿Cómo lo sabemos? Es lo que suelen responder la mayoría de los profesionales, líderes de equipos y gerentes que pasan por nuestras aulas. Credibilidad y confianza. Pero también puedes querer hacer sentir motivación para hacer bajar de peso, optimismo para salir adelante, inspiración para lograr las metas o para reflexionar sobre un tema... ¿ves? Las opciones son variadas y entretenidas. Una vez que tengas claro qué es aquello que quieres hacer sentir, entonces estás listo para empezar a estructurar.

Y aquí no vamos a descubrir el agua fría. **La estructura aristotélica de los tres actos se mantiene vigente. Tu presentación debe tener un inicio, un desarrollo y un cierre o final.** Solo que ahora tiene como un hilo conductor la emoción que quieres generar. No obstante, aunque esta sea una estructura recontra conocida, tiene sus desafíos de los que vamos a hablar a continuación:

- Tus **inicios** deben ser cautivantes y generar curiosidad.
- Tu **desarrollo** debe tener sustento y argumentación.
- Tus **finales** deben generar el deseo de tomar acción.

Pero primero comencemos con los NO, aquello que atenta contra la efectividad y potencia de tus mensajes. Una vez más, todas estas recomendaciones provienen de la experiencia combinada de más de 15 años en comunicaciones y especialmente, de la práctica permanente de entrenar a miles de personas que han cosechado resultados con estas técnicas. No son fórmulas infalibles, pero si te puedan acercar más a conseguir el resultado que esperas.

Lo que no deberías hacer al inicio:

- **Comenzar recitando tu currículo,** en cambio, humaniza tu experiencia para hacerla más cercana. No es que tu currículo no sea importante, es valioso, pero no es lo que de buenas a primera generará una conexión.
- **Comenzar con palabras muletillas** como: este, bueno, ehmm. No. Respira y entra con la frase de rigor. Saluda y agradece.

- **Comenzar con frases con connotaciones negativas** como: "Seguramente deben estar cansados". "Ya sé que es tarde". "Está haciendo mucho calor".

Tus inicios deben ser cautivantes pues tienes unos escasos **15 segundos para captar la atención** de tu audiencia. Debes usarlos sabiamente es decir el saludo y las frases que generaran curiosidad e interés en tu audiencia. En cada inicio debes dejar claro de qué trata tu presentación, pero sin usar las frases comunes sobre: hoy les quiero hablar de... Por el contrario, debes usar tu creatividad. Entonces, ¿Cómo puedo iniciar mis presentaciones?

Tres recomendaciones para iniciar:

- Realiza ***una pregunta relacionada*** con tu tema que genere curiosidad e interacción con tu audiencia. Por ejemplo, si vas a hablar sobre la necesidad de ampliar el presupuesto para el departamento de informática podrías iniciar: ¿Cuánto de ustedes necesita un computador y un teléfono celular para realizar su trabajo? Podrían levantar la mano, por favor. Las posibilidades son casi infinitas.
- Haz ***una dinámica que active a las personas***, especialmente si ya han pasado largo rato sentadas. Siguiendo el ejemplo anterior, podrías pedirles que hagan una lista sobre todos los instrumentos que necesitan para hacer su trabajo y ahí ver si la mayoría comenta sobre el computador y celular. Usa tu creatividad y sí, todos somos creativos.
- Cuenta ***una anécdota o una breve historia*** relacionada sobre tu presentación. Esta una técnica fabulosa porque genera cercanía y autenticidad, además de diferenciación porque tu historia no se parece a la de otro. Podrías conversar sobre la primera vez que usaste un computador y cómo hasta hoy día lo sigues usando. Esta anécdota puede ser tuya, de algún colega o de alguien famoso o conocido, conectado con tu tema.

Una vez pautado tu inicio activo, pasas al desarrollo de tu tema. Aquí debes **desarrollar máximo tres ideas relacionadas con la tesis central de**

tu exposición, aquello que es vital para que tu mensaje se entienda con claridad y produzca un sentir en la audiencia. Recuerda que no se trata de ti sino de tu público, que ellos puedan entender y sentirse conectados.

En el desarrollo debemos dejarle claro a la audiencia el POR QUÉ estamos hablando de este tema, abriendo paso así a la argumentación, aquí es donde vienen los datos, las cifras, el sustento que has conseguido para explicar y sustentar tu tema o temas, las razones que justifican no sólo que hayas preparado esta presentación sino además que tu audiencia tiene qué escuchar y saber de sobre ese asunto.

Aquí es necesario aplicar **concreción** y **coherencia**, ajustar los tiempos de tu argumentación. Es la columna vertebral de tu presentación, pero debes asegurarte de dejar tiempo para el final. Una debilidad permanente en nuestros alumnos es que se extienden en la fase de desarrollo, consumiendo todo su tiempo y se quedan sin espacio para el cierre, dejando a su audiencia con una sensación de incertidumbre, de quedar en el aire. Extenderme de más no es señal de estar más preparado o saber más, tan importante es saber extenderte cómo saber concretar.

En esta etapa es importante que escojas las tres ideas claves de tu tema, qué es aquello que es indispensable, **que es lo que quieres que tu audiencia conozca**, *qué es lo que quieres que sepan*. Y desde ese punto de partida realizas la búsqueda y diseño de la información para no dejar cabos sueltos.

Y ahora le damos paso al **final**, al **cierre de tu presentación**. Esta es la guinda del pastel, es lo que dejará a tu audiencia con ganas de más, con ganas de conversar sobre el tema, con deseos de hacer o pensar sobre lo que acabas de entregar.

Como dijimos anteriormente, el final de tu presentación debe generar el deseo de tomar una acción. Una acción real como cerrar una venta o una de carácter simbólico como, por ejemplo, reflexionar sobre una determinada temática.

Hay personas que inician de manera fantástica, pero se caen en los finales. Se dispersan, comienzan a divagar, se vuelven repetitivos y pierden la atención de la audiencia y por extensión, la contundencia y efectividad de sus mensajes. ¿Te sucede a ti? En ese caso, debes entender que el final no puede quedar al azar, no puede ser una casualidad.

Tu cierre debe ser tan efectivo y activo como el inicio y para ello es importante que esté bien diseñado. Antes de comenzar a hablar, es imprescindible que tengas claro el cómo vas a cerrar esa presentación, para ello ya tienes el qué quieres hacer sentir y ahora le agregas lo que quieres que suceda al terminar tu presentación.

Para evitar la dispersión, aquí va un pequeño truco, entre el desarrollo y el cierre deja un espacio para recapitular sobre tu presentación, es decir, retomar las ideas, recordar de qué has estado hablando. Eso te da un marcador interno para sentir y saber que ya es hora de ir atando los cabos para cerrar y, además, le da un indicador a tu audiencia de que ya estás por terminar, por lo que estarán más dispuestos a prestarte atención para saber cómo concluye tu presentación.

El final debe llevar implícito una carga de poder y seguridad, además de un llamado a la acción, como hemos comentado ya desde el comienzo de este apartado. Para concluir puedes aplicar las siguientes ideas:

- Terminar con una pregunta qué deje a las personas pensando y reflexionando sobre el tema. Por ejemplo, y tú ¿qué estás haciendo hoy para cumplir tus metas?
- Indicar una acción que puede ser desde comprar o motivar. "Este es el momento de invertir en ti y en tu futuro profesional"
- Usar una frase poder, que puede ser un pensamiento original o una cita célebre, como, por ejemplo: Como dijo Gandhi, "Protagoniza el cambio que quieres ver en el mundo."

Finalmente, agradece a la audiencia y despídete con amabilidad.

Recuerda, tu presentación no se trata de ti, sino de tu audiencia, es para ellos, para quienes te escuchan. Esa visión te permitirá construir una estructura más efectiva e influyente. Si tu audiencia se siente parte de tu discurso, si se siente atendida por ti, tendrá mejor y mayor disposición en conectar contigo.

Una pregunta habitual al explicar sobre esta estructura es si se debe escribir todo lo que se va a decir. Es válido usar los recursos que consideres necesarios para ordenar tus ideas y parar tu presentación. En la ECO confluyen dos estilos de preparación: uno es el popular mapa mental, ordenar por frases e ideas aquello de lo que se va a hablar, la cual suele ser la más utilizada. La otra es la estructura en formato reloj en la que se esquematizan las ideas siguiendo el orden de las agujas del reloj.

Para ayudarte en tu proceso de preparación de contenidos te presentó el tipo de esquema que más enseñamos a los miles de alumnos de la ECO. Este formato se basa en las agujas del reloj para explicar la existencia de etapas claves a considerar a la hora de tu exposición.

ESQUEMA: Formato de estructura de exposiciones para hablar en público.

ETAPA UNO:
SALUDO AFECTUOSO Y AGRADECIMIENTO A LOS ASISTENTES.
ETAPA DOS:
PRESENTACIÓN PERSONAL Y/O LABORAL Y DECLARACIÓN DEL O LOS OBJETIVOS DE LA EXPOSICIÓN.
ETAPA TRES:
ACTIVIDAD PARA CONECTAR CON EL PÚBLICO Y EL TEMA A EXPONER. POR EJEMPLO A TRAVÉS DE UNA PREGUNTA.
ETAPA CUATRO:
DESARROLLO DE PRIMERAS IDEAS Y CONCEPTOS CLAVES DE LA EXPOSICIÓN.
ETAPA CINCO:
CONTAR ALGUNA HISTORIA PARA AYUDAR AL ENTENDIMIENTO DEL TEMA.
ETAPA SEIS:
SEGUNDA PARTE DE CONTENIDO DE VALOR.
ETAPA SIETE:
ACTIVIDAD DE PARTICIPACIÓN CON LA AUDIENCIA.
ETAPA OCHO:
RESUMEN DE LA PRESENTACIÓN Y DESPEDIDA.

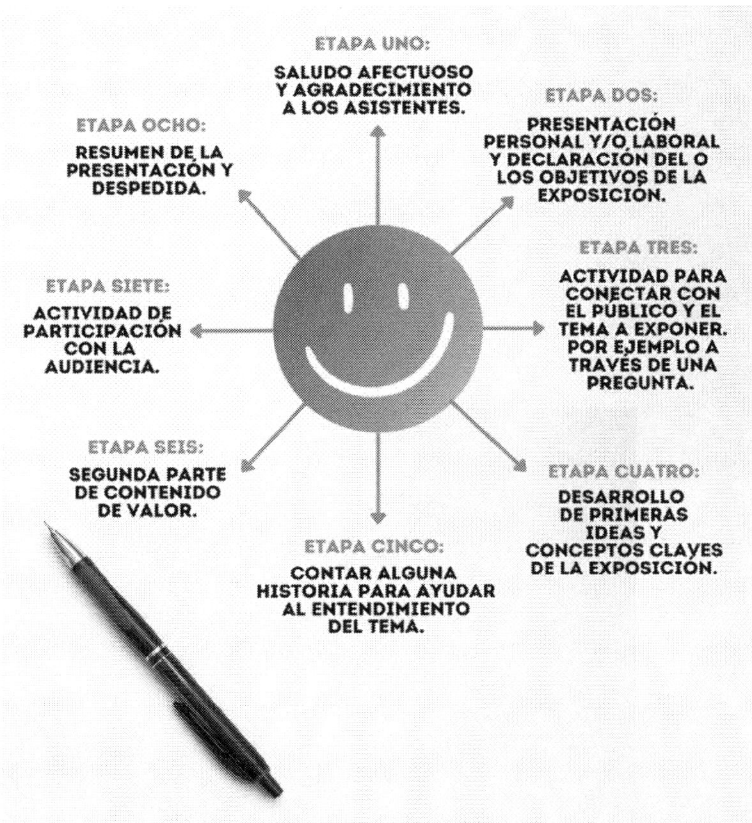

Sea cual sea el formato que vayas a utilizar, cuando vayas a escribir tus ideas, toma en cuenta este gran consejo de Adam Frankel, asesor político y escritor de discursos presidenciales y quien trabajó con el expresidente estadounidense Barack Obama: **"No existe una ley suprema para la redacción de discursos, pero si hubiera una, sería probablemente esta: un discurso está hecho para ser hablado, no para ser leído."**

Entendamos aquí un discurso como cualquier acto comunicativo ante una audiencia en la que queremos generar influencia. En el lenguaje hablado usamos frases más cortas y no usamos tantos conectores entre una idea y otra como si las aplicamos en la comunicación escrita.

12. Practica en voz alta tus futuras exposiciones.

Ya has estructurado tus ideas. Ya tienes claridad de qué quieres hacer sentir y qué quieres que sepa tu audiencia. El siguiente paso es clave: practicar y luego volver a practicar. En el capítulo anterior ya comentamos sobre lo esencial que es el ensayo. Incluso, en muchos casos puede ser determinante. Mientras más tiempo le dediques a esta fase, mayor oportunidad de lograr tus objetivos tendrás. Recuerda al atleta olímpico, recuerda la presunción de victoria.

La práctica te permite un poderoso ejercicio de visualización que le dará a tu mente herramientas para creer y crear la presentación que quieres entregar a tu audiencia.

¿Cómo ensayar? Aquí van tres ejercicios prácticos y de fácil aplicación:

- **Reúne a un grupo de amigos** de confianza, personas en cuyo juicio de valor confíes. Haz tu presentación ante ellos y espera su retro alimentación. Considera preguntar qué sintieron y si entendieron.
- **Práctica frente al espejo**. Es una vieja práctica, pero no ha pasado de moda. Te permite gestionar tus nervios e ideas contigo mismo y así reforzar tu auto diálogo.
- **Graba a un video**. ¡Está a tu alcance! El video te permitirá hacer una autoevaluación de tu lenguaje corporal, tus gestos y ademanes y así corregir con anticipación lo que pueda afectar tu presentación.

Durante la práctica consciente toma en cuenta el consejo de Frankel: preparar tu disertación para ser hablada. **La mejor manera de evaluar la efectividad de la estructura es precisamente leyendo en voz alta**. Hay frases que funcionan muy bien en la comunicación escrita, pero que se ven muy recargadas al ser habladas lo cual le resta naturalidad a tu presentación. Es más, quienes tenemos el oído afinado por formación y experiencia podemos notar cuando se ha memorizado una presentación palabra por palabra. Enserio que se nota.

Recuerda, **no se trata de memorizar el tema, sino de dominar el tema.** La memorización nos hace parecer robóticos, distantes e incluso poco creíbles. Los grandes comunicadores lo saben, por eso, la gran mayoría apunta a la naturalidad, a la conversación como herramienta para proyectar más cercanía, confianza, seguridad y credibilidad. Solo la práctica te ayuda a avanzar a ese objetivo.

Una vez hayas culminado esta fase de práctica y ensayo y de cara ya a tu presentación en público, te damos un consejo: **no lleves en tus manos los papeles de tu presentación.** Los apuntes se convertirán en un elemento distractor, sentirás el deseo de mirar los papeles, de seguir el guión.

Así le pasó a un buen alumno en uno de nuestros programas grupales de larga duración. Comunicador social, con experiencia en tratar con audiencias incluso internacionales. Preparó una magnífica historia personal para exponer en una sesión. Cuando llegó su turno y ante el desconcierto de todos, comenzó a leer su propia historia.

La retroalimentación de sus compañeros se centró en eso: ¿Por qué leer lo que el mismo había preparado? Primero, dio por sentado que una buena estructura era suficiente y subestimó el ensayo. Segundo, lo traicionaron los nervios a última hora (precisamente por no dedicarle tiempo a la práctica) y tener los apuntes ahí le hicieron sentir más seguro a él, pero se mostró poco confiable como orador ante los demás, menoscabando así el impacto que podía generar su historia.

En resumen, la estructura es fundamental, pero la práctica es clave y puede marcar la diferencia. Mientras más practiques, más seguridad y naturalidad puedes ganar. No olvides que tu presentación no se trata de ti, sino de generar una conexión genuina y de aporte para tu público. Recuerda el conocido dicho: "La práctica hace al maestro."

CAPÍTULO TRES: CINCO CLAVES PARA HABLAR EN PÚBLICO CON ÉXITO.

"Las personas olvidarán lo que dijiste y lo que hiciste, pero nunca olvidarán cómo las hiciste sentir."
Maya Angelou.

13. El resumen de 15 años de experiencia.

En muchas ocasiones directivos de compañías, políticos, docentes universitarios, empresarios, emprendedores, profesionales de todas las disciplinas que te puedes imaginar y hasta estudiantes de secundaria me han preguntado durante sesiones individuales, charlas grupales y presentaciones virtuales **¿cuáles son las claves para hablar en público e impactar positivamente en las personas?**

A partir de la interrogante planteada en el párrafo anterior durante los últimos 15 años de mi vida he dedicado cientos de horas a la búsqueda de establecer las principales características que poseen las y los grandes oradores que han logrado influir e impactar a millones de personas y organizaciones con sus mensajes.

En este contexto, a través de este capítulo deseo compartir toda la experiencia que he acumulado como fundador de la Escuela Chilena de Oratoria, docente de comunicación de pregrado y postgrado, conferencista en cientos de presentaciones para miles de personas y entrenador de habilidades comunicativas para miles de personas de todo el mundo.

Cabe destacar que las 5 claves que se compartirán a continuación no son en ningún caso las únicas que debes considerar como lector, pues con seguridad habrán otras características igualmente importantes que estoy dejando fuera.

Asimismo, tampoco pretendo presentar este contenido como una verdad absoluta respecto a las capacidades de una persona para hablar en público con éxito. Mas bien es un resumen que pretende ayudarte para lograr más foco a la hora de tu entrenamiento de oratoria.

¡Comencemos!

A continuación presento las 5 claves elegidas:

- Clave uno: **Comunica con emoción.**

- Clave dos: **Domina el contenido a exponer.**

- Clave tres: **Cuenta historias.**

- Clave cuatro: **Ocupa el humor como herramienta de conexión con la audiencia.**

- Clave cinco: **Domina el lenguaje corporal y la expresión vocal.**

Para ayudarte a comprender con más detalle cada una de estas claves me dispondré a explicarte como utilizarlas a tu favor en las próximas exposiciones que realices, ya sean en modalidad presencial como también virtual, para una o miles de personas.

14. Comunica con emoción:

Puedes tener un mensaje muy interesante en cuanto al contenido, pero si no logras comunicar con emociones ese contenido muy difícilmente **CONECTARÁ** con las personas que forman parte de la audiencia.

En este contexto, cabe destacar que **más del 50% del éxito de tu exposición tiene directa relación con la capacidad de emocionar a tu audiencia**. Por ende, si no hay emoción las personas perderán el interés rápidamente por tu mensaje y hasta esperarán con ansías el fin de tu presentación o buscarán la manera de retirarse (o desconectarse de la video llamada) anticipadamente.

Desde esta perspectiva, debes considerar como fundamental el comunicar y generar en el público: pasión, alegría, entusiasmo, paz, felicidad, afecto, entre otras tantas emociones que puedes hacer sentir en las personas.

Te recomiendo en la etapa de preparación de tu exposición el definir con anticipación la o las emociones que deseas hacer sentir al público asistente. Así como acabas de leer. Igual de importante que armar el contenido y las ideas principales de tu presentación es vital establecer las emociones que serán parte de tu exposición.

Eso requiere primero responder a la siguiente pregunta **¿qué deseo sentir antes, durante y después de concluida la exposición?**

En este sentido, si no logras emocionarte con tu propia presentación entonces difícilmente podrás emocionar a otras personas. Por ello, resulta esencial darle un propósito a la actividad que llevarás a cabo.

De ahí que te recomiendo definir por lo **menos 3 emociones que sentirás en los primeros 60 segundos de tu actividad frente al público**. Las que mejor me hacen sentir para iniciar una presentación y hoy deseo que las conozcan son: 1) entusiasmo, 2) pasión y 3) afecto.

Estás 3 emociones según mi experiencia te ayudarán mucho a disfrutar el evento y, por ende, a conectar más rápidamente con las personas asistentes, quienes detectarán desde un comienzo que no tan solo hay un contenido de valor en la exposición, sino también un humano frente a ellos que se emociona con su mensaje.

Finalmente, es importante que investigues más respecto a las emociones y su impacto en el comportamiento humano. De este modo, busca todas las alternativas de emociones que existen y establece cuales son las que mejor representan tu estilo de comunicación a la hora de hablar en público. Perfectamente puedes ser una o un orador que transmite con paz y alegría o ser un expositor que se diferencia por comunicar desde el amor y la pasión. Lo relevante es que siempre comuniques con emoción.

15. Domina el contenido a exponer.

Cuántas veces hemos participado como público en una actividad y el o la expositora desde los primeros minutos deja claro que no maneja el contenido de su presentación .

No sé si a usted pero a mí me desmotiva (y mucho) el estar presente en una actividad en la que quería aprender y emocionarme, pero termino dándome cuenta que no será posible.

Recuerdo una vez estar en una clase de la maestría que cursé en Ciencia Política y el docente a cargo de una de las asignaturas no sabía casi nada del tema. Todos en la sala de clases nos dimos cuenta en los primeros 20 minutos de lo que estaba ocurriendo. Estamos sorprendidos como una persona podía estar casi 4 horas seguidas hablando de todo menos del tema que nos convocaba.

Nos habló de música, de sus viajes, de sus miedos y no sé cuántas cosas más... Pero casi nada del tema de la clase.

Seguramente el docente sentía mucho miedo por su falta de preparación y casi nulo conocimiento del tema de la asignatura. En resumen, toda la audiencia se sorprendió negativamente de lo ocurrido.

Los comentarios de mis compañeros eran: "me quiero ir", "que risa me da el profesor", "no sabe nada", entre otros... Sin duda este docente de quien no recuerdo ni su nombre perdió muchísima credibilidad y reputación frente a todos por no haber preparado el contenido de su clase.

En este contexto, resulta clave para el éxito de tus presentaciones el estudiar la mayor cantidad de fuentes bibliográficas del tema, crear un resumen del contenido a través de un esquema e idealmente contar con experiencia comprobable del contenido que hablarás.

En el caso que no domines la información a exponer y estás a poco días de realizar la actividad, tienes dos opciones:

1. **Destinar mucho tiempo en la búsqueda, selección y preparación de la estructura de la presentación** (solamente aplicará cuando aún cuentas con varios días).
2. Ser honesto/a y desistir de hablar en público en esa ocasión y permitirle a otra persona con más conocimientos en el área el llevar a cabo la actividad.

Recuerda que si das una exposición y la audiencia detecta que no manejas el contenido perderás reputación frente a las personas que te escuchan y recuperarla francamente será muy complejo.

Además, considera que actualmente un importante número de exposiciones son virtuales y quedan grabadas y hasta publicadas en sitios web u otras plataformas, por lo que dominar el contenido de lo que vas a exponer no es un opción, sino una obligación para tu crecimiento y una muestra de respecto a la audiencia.

16. Cuenta historias.

Sin duda nos encanta conocer las historias de otras personas y organizaciones, pues resultan ser una vía de conocimiento valioso, experiencia real y mucho aprendizaje aplicable a nuestra vida. Por ello, **recomiendo siempre contar historias cuando estas realizando una presentación en público.**

Cuando contamos una historia estamos ejemplificando un contenido importante de nuestra exposición. De esta manera, logramos que el público conecte de manera más entretenida con nuestros mensajes y hasta **aumentamos en un aproximadamente 60% más la posibilidad de que las personas recuerden la exposición gracias a la historia.**

Si vas a contar una historia en tu próxima presentación debes tener en consideración los siguientes aspectos:

- Debes elegir una historia que tenga directa relación con el tema que estas exponiendo.
- Cuéntala con emoción utilizando adecuadamente tu cuerpo y voz para que el público logre imaginarla más fácilmente.
- Al finalizar la historia debe generarse un desenlace. Es decir, una reflexión que permita el aprendizaje en las personas.

Siempre será mejor, desde mi perspectiva, contar una historia de tu vida personal, pues te será más fácil conectar con la emoción y los detalles del contexto de ésta. Ahora bien, si vas a dar a conocer la historia de otra persona u organización debes si o si conocer los detalles de lo ocurrido, ya que si no dominas esa información seguramente no lograrás contar la historia con el impacto esperado.

Finalmente, cuando estes en la etapa de preparación del esquema de tu próxima presentación considera agregar una o dos historias emocionantes, especialmente para iniciar o finalizar la exposición, pues te ayudarán mucho para que la audiencia recuerde tu mensaje.

Si te interesa aprender más de cómo contar una historia de impacto para conectar e inspirar a más personas te recomiendo leer el libro de Camilo

Cruz llamado "*Storytelling*" o también el texto del escritor y conferencista argentino Daniel Colombo titulado "El ABC del *Storytelling*".

Sin duda dominar el arte de contar historias es una de las habilidades más poderosas a la hora de hablar en público, por lo que te motivo a seguir aprendiendo de este tema.

17. Ocupa el humor como herramienta de conexión con la audiencia.

<u>Cuando hablamos en público debemos lograr captar la atención de la audiencia desde los primeros segundos</u> y mantener ese interés de forma permanente hasta que finalice la exposición requieras de conocer y ocupar diversas herramientas y técnicas para hablar en público con efectividad.

Para lograr que las personas conecten con tu presentación te recomiendo siempre hacer uso del humor. No se trata de contar chistes para hacer reír a la audiencia, ya que no eres un humorista. Mas bien tiene que ver con contar alguna anécdota entretenida, idealmente asociada al contenido que estas exponiendo, comunicar con alegría y entusiasmo permanente en tu presentación, tomarte el tiempo para sonreír junto con el público si durante la exposición ocurrió algo divertido, como por ejemplo: se cortó la luz unos segundos o mostraste una imagen en tu ppt con el rostro de un niño feliz...

En este contexto, diversas investigaciones asociadas a la comunicación revelan que cuando las personas sonríen aumenta el interés de éstas en el contenido expuesto y estarán aproximadamente 7 minutos más concentradas recibiendo los mensajes. De ahí que si estas realizando una presentación y logras que el público ría contigo muy seguramente la audiencia estará más atenta e interesada en la exposición.

Por ello, evitar para tus futuras exposiciones estar muy serio/a sin darte la *chance* de sonreír junto a la audiencia. **<u>A casi nadie le gusta participar de una actividad en la que el expositor comunica sin emociones</u>**, casi como un robot. De hecho, es muy probable que olvidemos en el instante esa exposición, más allá que su contenido haya sido valioso.

18. Domina el lenguaje corporal y la expresión vocal:

Una de las características más destacables de los grandes oradores es el dominio de su cuerpo y voz cuando están hablando en público para cientos y miles de personas. Un ejemplo de ello es el ex Presidente de los Estados Unidos Barack Obama.

Obama es conocido mundialmente por realizar discursos y presentaciones recordables por millones de personas, gracias al uso adecuado de sus manos, postura corporal estable y abierta, expresiones faciales coherentes con sus palabras y el uso de su voz con el volumen, énfasis, tonos, velocidad y ritmo casi perfecto en cada momento.

De hecho, te recomiendo ingresar a YouTube y buscar los videos de las mejores presentaciones del ex presidente y que puedas analizar con detalle lo que más te gusta de su comunicación. Lleva tus ideas a una hoja, diseña una lista de las 5 claves más destacables de las exposiciones de Obama y finalmente intenta ocupar lo que aprendiste en tus futuras presentaciones.

He participado como público en muchos eventos, seguramente usted también, y me ha toca presenciar en la mayoría de los casos a expositores con un buen contenido de valor, pero con casi nula capacidad de comunicación a través de su rostro o poco o demasiado desplazamiento de su cuerpo en el escenario, lo que genera un ruido grande en su presentación (el ruido es una distracción).

Adicionalmente, presentan en ocasiones con las manos en el bolsillo o escondidas detrás de su cuerpo, con un postura corporal cerrada con hombros abajo y a eso sumado de que leen lo que están exponiendo y su mirada pocas veces se centra en la audiencia. Todo esto es una sumatoria de errores importantes que genera una desconexión con público y el mensaje.

Algo muy parecido ocurre en las exposiciones virtuales. Quien realiza la presentación tiende a no ocupar sus manos, le cuesta mantener la mirada hacia delante, balancea su cuerpo frente la cámara y si a eso le súmanos un tono de voz plano, con casi sin énfasis sus palabras y una modulación deficiente. Todo los errores descritos generarán muy seguramente que el contenido expuesto sea olvidado de forma casi inmediata.

Para que no te ocurran estas situaciones descritas en los párrafos anteriores te recomiendo:

- **Cursar una o más formaciones de oratoria** para potenciar tu lenguaje no verbal y oral.

- **Practicar en voz alta tus presentaciones** en lugares en lo que no haya nadie que se burle de tu ensayo.

- **Practicar tus presentaciones como si fueras un animador o animadora de circo** saludando a cientos de niños. El objetivo de este ejercicio es exagerar el uso de tu cuerpo y voz para tomar consciencia de tus capacidades comunicativas. Te ayudará mucho especialmente si te cuesta expresarte con tu lenguaje no verbal (cuerpo) y oral (voz).

- **Lee en voz alta párrafos de libros o cualquier texto**. También te recomiendo efectuar la lectura separando por silabas cada palabra, ya que este ejercicio te apoyará en la modulación, pronunciación y mejor respiración para tus futuras presentaciones.

Muy seguramente esta información que te estoy entregando para perfeccionar tu lenguaje no verbal y oral no será suficiente. De ahí que te recomiendo visitar nuestro canal de YouTube con más de 120 videos de contenido de valor para perfeccionar tu oratoria.

Asimismo, todas las semanas estamos realizando masterclass gratis presenciales y virtuales en vivo para apoyarte. Si deseas saber más te motivo a ingresar a nuestro sitio web www.ecoratoria.com y a nuestras redes sociales con @ecoratoria

Sumado a lo anterior, si te interesa seguir profundizando tu conocimiento en el lenguaje no verbal y oral te recomiendo que leas el libro de la experta en oratoria española Teresa Baró llamado "La Gran Guía del Lenguaje no Verbal". También la escritora cuenta con muchos contenidos de valor audiovisuales en YouTube, los que desde mi perspectiva son oro para aprender a hablar bien en público.

CUARTO CAPÍTULO:
CLASIFICACIÓN DE SPEAKER:
¿CUÁL ES TU NIVEL HABLANDO EN PÚBLICO?

"Me he pasado toda la noche preparando la improvisación de mañana".

Winston Churchill.

19. ¿De qué se trata esta clasificación?

Como te he contado en este libro durante los últimos 15 años de mi vida me la he pasado dando cientos de entrenamientos de oratoria y habilidades comunicativas para miles de personas, más de 200 empresas globales y organismos internacionales, cátedras en pregrado y postgrado en más de 30 universidades de toda América y Europa. Sumado a la anterior, tuvo el privilegio de ser el primer sudamericano en dar una Charla TEDx de lenguaje no verbal (puedes buscarla en el sitio oficial de TED).

Durante este viaje laboral he detectado en muchas ocasiones que los estudiantes aseguran que su nivel de oratoria es deficiente y, en ocasiones, hasta lo clasifican como pésimo; cuando en realidad si tienen talento y muchas capacidades para hablar en público con efectividad.

Considerando la situación descrita en los párrafos anteriores me propuse diseñar un sistema que le permitiera a cualquier persona establecer su nivel de oratoria. Es decir, su capacidad para hablar en público.

Esta clasificación construida hace 7 años fue publicada por primera vez en un importante diario de Chile y a través de este libro deseo que tengas la posibilidad de conocerla y utilizarla para establecer tu nivel hablando en público.

A continuación, revelo está clasificación la que se divide en 5 niveles:

NIVEL 1	**NIVEL 2**	**NIVEL 3**	**NIVEL 4**	**NIVEL 5**
Pánico escénico. La persona no se atreve a hablar en público.	La persona tiene miedo, pero igual habla en público.	La persona disfruta hablando en público.	*Speaker* de impacto. Domina su oratoria y logra influir en cientos de personas.	El *speaker* transforma la vida de millones de personas con sus mensajes.

Para ayudarte a comprender con más detalle cada uno de los niveles expuestos en esta clasificación avanzaremos en la descripción de las características que se presentan en cada nivel.

Cabe mencionar que la información que se presentará a continuación fue recopilada considerando más de 500 entrenamientos personalizados y grupales, con aproximadamente uno 5 mil alumnos participantes. No obstante, este sistema se encuentra en permanente revisión y en ningún caso se presenta como un método de evaluación perfecto.

20. Nivel 1: Pánico Escénico.

Sufren de cualquier instancia en la que deben sociabilizar con otras personas, desde familiares hasta desconocidos.
Es muy difícil que una persona en este nivel pueda realizar una exposición en público, ya sea presencial o virtual.
Son personas que deciden pasar casi todo su tiempo encerrados, pues así evitan comunicarse y sociabilizar con otras personas.
Tienden a tener un auto diálogo muy negativo hacia ellos mismos, lo que impacta su seguridad, confianza y amor propio.

En este primer nivel las personas requieren de apoyo psicológico o psiquiátrico, pues el pánico escénico les impide tener una calidad de vida óptima.

Si crees honestamente que te ubicas en este nivel te recomiendo buscar apoyo inmediato y no seguir esperando que la situación siga impactando tu crecimiento de vida. Asimismo, si conoces a alguien que este en esta categoría también será importante brindarle ayuda.

21. Nivel 2: Tiene miedo, pero igual hablar en público.

En este nivel las personas no les gusta hablar en público, pero si se les solicita lo harán.

Cuentan con pocas técnicas para hablar en público y, por consiguiente, no logran una presentación de impacto. Generalmente basan sus exposiciones solamente en el contenido.
Antes de cualquier exposición sienten bastante: ansiedad, nerviosismo, miedo y tienden a visualizar sus presentaciones de manera negativa.
La gran mayoría de las personas se podrían clasificar en este nivel.

Si consideras que este es tu nivel te aconsejo cursar un taller grupal o personalizado de oratoria, el que te ayudará mucho a gestionar tu miedo de hablar en público y aumentar tus técnicas para comunicar con más efectividad.

También te recomiendo ver videos de contenido de valor asociados con lenguaje no verbal, voz, pitch de presentación y otros temas afines, además de leer libros de oratoria los que te apoyarán en el proceso del dominio de tus habilidades comunicativas.

22. Nivel 3: Me gusta hablar en público.

En este nivel las personas disfrutan hablando en público. Les encanta conectar con la audiencia a través de sus exposiciones.
Son personas que están en la búsqueda de dominar las técnicas para comunicar con más seguridad y confianza para influir en otros.
También sienten en ocasiones miedo de hablar en público. No obstante, la preparación y el ensayo anticipado de la exposición les ayuda mucho a gestionar el nerviosismo.
Son personas que siempre están abiertas a perfeccionar sus presentaciones en público.
Generalmente al finalizar su exposición reciben felicitaciones y aplausos de la audiencia.
En este nivel el *speaker* no logra aún que sus presentaciones sean recordables por parte del público.

Es posible que tu nivel de oratoria sea éste. Por lo que te felicito si es así. En este caso te motivo a buscar instancias formales para hablar en público frente a 100 o más personas, pues este tipo de exposiciones te ayudarán a seguir ganando más experiencia.

23. Nivel 4: *Speaker* de impacto.

En este nivel la persona logra que sus presentaciones sean recordables por parte de la audiencia, gracias a su alto nivel de oratoria, la conexión emocional que logran con el público, el contenido de alto valor aplicable que enseñan en sus presentaciones, entre otras acciones.
Domina la reglas de la oratoria, logrando emocionar y entrega un mensaje de impacto para el público que asiste a sus presentaciones.
Son personas que utilizan su oratoria como una habilidad clave en su desarrollo personal y laboral.
Gozan de reputación frente a cientos y miles de personas.
Son personas que le dan mucha importancia a la preparación de sus exposiciones (búsqueda de la información del tema, creación de estructura de la presentación, conocimiento de la audiencia) y al ensayo (práctica en voz alta).
Al finalizar sus presentaciones efectúan una auto evaluación de su desempeño, además de solicitar el apoyo de algunas personas de confianza para conocer sus opiniones de la exposición para seguir mejorando.

SI tu nivel es el de *speaker* de impacto entonces te recomiendo ocupar tu habilidad para inspirar, motivar y ayudar a miles de personas en su crecimiento personal y laboral.

24. Nivel 5: Transforma la vida de millones de personas con su mensaje.

Este nivel es muy similar al anterior, con la diferencia que estás personas logran impactar con sus presentaciones a millones de seres humanos.

Generalmente las personas que se encuentran en este nivel cuentan con una marca personal reconocida internacionalmente, por lo que son invitadas a cumbres o encuentros mundiales.
Dominan absolutamente su oratoria, siendo capaces de emocionar hasta con lágrimas al público que asiste a sus presentaciones.
Son extraordinarios para contar historias, para explicar sus ideas con humor y mucha emoción.
Dominan de forma excelente el lenguaje no verbal y oral (voz) en el escenario presencial y virtual.

De acuerdo a mi experiencia son muy pocas las personas en el mundo que están en este nivel. De ahí que cuando conozcas a alguien en esta categoría te recomiendo aprender de ella.

25. Y ahora ¿cómo seguimos avanzando?

Ya conoces la clasificación de 5 niveles para establecer tus habilidades actuales hablando en público. En este contexto, te recomiendo realizar el siguiente ejercicio: formula las siguientes tres preguntas y responde por escrito los resultados que establezcas:

- ¿En qué nivel me encuentro actualmente considerando la información explicada en esta clasificación?
- ¿A qué nivel me gustaría llegar?
- ¿Qué necesito potenciar en mi oratoria para llegar a ser nivel cuatro o cinco?

El objetivo de este capítulo y de esta clasificación es definir con más detalle el punto de partida en el que te encuentras y saber hasta qué nivel deseas llegar si es que comienzas a perfeccionar tu habilidad de hablar en público.

Soy un **<u>convencido que con esfuerzo, disciplina, constancia, entrenamiento permanente y pasión por el arte de comunicar si es posible llegar los niveles más altos de este clasificación</u>**. Ahora solamente depende de ti seguir avanzando si es que realmente es tu propósito hablar en público e inspirar a cientos o miles de personas de todo el mundo.

Recuerda finalmente que este sistema creado no representa una verdad absoluta en cuanto a medir el nivel de oratoria de una persona. Mas bien es una clasificación que está en permanente revisión y mejora para seguir apoyándote.

QUINTO CAPÍTULO:
PRESENTACIONES VIRTUALES:
ESTAS PREPARAD@ PARA CONECTAR
CON EL NUEVO MUNDO.

"Siempre hay tres discursos por cada discurso que dar: el que practicaste, el que diste y el que te hubiese gustado dar".

Dale Carnegie.

26. El mundo cambio con el COVID 19, las presentaciones en público también.

En 2020 nuestro planeta se vió impactado por una de las pandemias más importantes de los últimos 100 años, la que nos obligó como seres humanos en su gran mayoría al encierro obligatorio declarado por la Organización Mundial de la Salud y la mayoría de los Gobiernos. Fueron casi 2 años en el que tuvimos que modificar nuestra forma de vida, impactando sin duda la manera en la que nos comunicamos, ya que las relaciones presenciales fueron acotadas al mínimo por temor a la enfermedad.

Casi todas las actividades laborales, educativas y indudablemente las relaciones sociales y familiares se orientaron hacia reuniones virtuales o video llamadas. Esta modalidad ya era ocupada desde hace años para facilitar la comunicación humana. No obstante, hasta antes de la llegada del COVID 19 la mayoría de las actividades se seguían ejecutando a través de instancias presenciales.

Ahora bien, en cuanto a las presentaciones en público nos vimos en la obligación de adaptarnos. Millones de personas tuvieron que por primera vez en su vida realizar una exposición frente a la cámara. En muchas ocasiones sin ver el rostro ni interactuar con las personas conectadas, lo cual hasta ahora en 2023 sigue siendo un desafío para el expositor y para la audiencia.

Este desafío que viven actualmente las personas y las organizaciones a motivado a los seres humanos a buscar soluciones, generar diversos estudios e investigaciones y a establecer nuevas prácticas en un mundo que cambia a máxima velocidad.

Lo que si tenemos claro, por ahora, es que la dinámica comunicativa global casi 100% presencial que ocupamos hasta principios de 2020 ya no volverá. Hoy debemos estar preparados para que nuestra habilidad de hablar en público sea utilizada tanto para instancias presenciales como virtuales, pues en ambos casos debemos lograr impactar y diferenciarnos.

En este sentido, quienes no tenga la voluntad o capacidad rápida de adaptarse, por ejemplo: para participar en un *live* por *Instagram* o ser parte de un proceso de selección para un cargo con entrevistas por video llamada y grabar un video de presentación laboral en 60 segundos; están más cercanos al fracaso y a la perdida de oportunidades.

A continuación, te explicaré con más detalle los cambios que se están produciendo a nivel global en la dinámica comunicativa virtual, poniendo foco en sus beneficios.

27. Exposiciones virtuales y su auge para los próximos años.

Entrevistas laborales vía zoom, reuniones semanales de empresas con exposiciones por meet, clases en escuelas, colegios y universidades a través de plataformas virtuales de educación, hasta matrimonios y otras actividades sociales transmitidas por video cámara.

A nivel personal, a pesar que desde hace años he tenido la oportunidad de dar clases *online*, tuve que enfrentarme desde el 2020 al 2022 al desafío de lograr sentirme cómodo realizando presentaciones virtuales diarias sin estar con las personas en un lugar físico.

Quiero reconocerte que durante algunas semanas sentí ansiedad porque no estaba seguro si mis presentaciones frente a la cámara estaban ayudando realmente a mis estudiantes, lo que me generó hasta molestias físicas algunos días. Te cuento esta infidencia porque muy probablemente también te paso algo parecido o seguramente sigues sintiendo miedo, ansiedad, estrés y mucho nerviosismo hablando en público en esta modalidad a distancia.

En este contexto, deseo compartir contigo 5 recomendaciones que me ayudaron mucho a realizar presentaciones virtuales más efectivas y lograr disfrutar muchísimo cada exposición:

- **Pon tu foco en los beneficios de las presentaciones virtuales.** Por ejemplo: hay un ahorro de tiempo y dinero, sumado a que puede llegar a más lugares y personas del mundo. En la mañana podría estar realizando una ponencia para personas de Argentina y dos horas después dando una conferencia para colaboradores de una empresa en España.

- **Disfrute cada instancia en la que debas hablar en público de manera online**, sin buscar la perfección ni mucho menos pretender controlar a la audiencia.

- Entiende que una exposición virtual no tiene el mismo impacto que una presentación presencial, **pero que aún así es posible lograr conectar con el público**, además de dar un mensaje que influya, motive, emocione y ayude a otras personas.

- **Ensaye sus futuras presentaciones virtuales frente a la cámara sin público**. En lo posible una vez a la semana durante 15 a 30 minutos practica en voz alta y te aseguro que esta acción será de mucha utilidad para lograr más seguridad y confianza.

- También tienes la opción de grabarse. Podrás revisar el video y establecer mejoras para tus próximas exposiciones.

La tendencia para este 2023 y para los siguientes años que se proyecta en cuanto a las presentaciones en público será la **dualidad de modalidades**. Es decir, cuando se trate de actividades esenciales o de alta emoción se llevarán a cabo de forma presencial y, por consiguiente, las otras exposiciones de menor relevancia seguirán realizándose de manera *online*.

De ahí que debemos adaptarnos a esta nueva manera de hablar en público, lo que significa estar preparados para realizar exposiciones de alto nivel frente a la cámara y no perder las oportunidades de crecimiento laboral, económica y social por no saber o no querer comunicar en modalidad virtual.

Resulta de importancia que dentro de esta adaptación accedamos a los elementos y conocimientos necesarios para efectuar una presentación virtual efectiva, por lo que deberás considerar:

- Una cámara web de alta calidad.

- Una computadora o cedular con un buen audio.

- Luces para que nuestro rostro se vea con claridad frente a la cámara.
- Conocer bien los distintos sistemas que nos ayudan a realizar las transmisiones.
- Un espacio cómodo con mesa y silla para realizar las exposiciones. Idealmente que sea un lugar sin casi ruido del exterior para no distraer a la audiencia.

Es muy posible que si está leyendo este libro eres una de las personas que no está disfrutando sus presentaciones virtuales al 100%. Seguramente te es más conveniente y fácil estar con las personas de manera presencial, pues sientes más emoción y logras conectar mejor con la audiencia al verla e interactuar con ella en un espacio físico.

Si a pesar que tienes una buena cámara, compraste luces y un micrófono para mejorar tu audio y hasta estableciste por escrito los beneficios de hablar en público en modalidad virtual y aun así sigues sintiendo mucha ansiedad y nerviosismo antes y durante la presentación, entonces te recomiendo ejecutar las siguientes 4 acciones:

- **Busca un curso personalizado gratis o pagado para potenciar tu oratoria** con foco en el entrenamiento de presentaciones virtuales. Sin duda aprender y practicar con un experto/a en la disciplina te ayudará mucho a gestionar tu miedo y otras complicaciones adicionales a la hora de hablar en público.
- Tal como lo he mencionado en casi todos los capítulos de este libro y lo reitero nuevamente: es fundamental **ensayar y preparar con anticipación tus futuras exposiciones.** Por favor ¡no te confíes! Una mala presentación de 2 minutos frente a potenciales clientes, socios o directivos de la organización en la que trabajas afectará tu reputación, seguridad y confianza en sí mismo/a.
- Potencia tu auto diálogo con palabras y frases positivas todos los días y especialmente cuando estes a horas o minutos de iniciar tu presentación.

- Efectuar ejercicios de relajación corporal y respiración profunda consciente también te ayudarán a gestionar el miedo de hablar en público frente a la cámara.

Espero que la información que te comparto en este capítulo sea de mucha ayuda. Es posible que seas parte del 75% de las personas en el mundo que reconoce no disfrutar hablando en público y este porcentaje seguramente aumentó desde 2020 a la fecha con las exposiciones virtuales.

Ya nos acercamos al final de este libro, el que he querido escribir como una manual para apoyar a miles de personas en el dominio de su habilidad de hablar en público con foco en las presentaciones tanto presenciales como virtuales.

Vamos ahora a las consideraciones finales.

Consideraciones finales.

El propósito que me motivó a escribir este texto fue crear un libro que cuando fuera leído lo considerarán un manual de ayuda con técnicas, herramientas y ejercicios prácticos que puedan ser utilizados inmediatamente, con el fin de ayudar al lector a que logre más seguridad, confianza y certidumbre en sus futuras presentaciones.

También que fuera un libro de fácil lectura. Que desde un niño, un adolescente y hasta los adultos lo revisarán y dijeran: "ya entendí porque siento miedo hablando en público", "ahora lograré realizar mejores presentaciones" y "que entretenido fue leer este libro"...

Deseo de todo corazón que este libro pueda estar en todas las bibliotecas de las escuelas, colegios, liceos, instituciones de educación técnica y superior, como también en las universidades de habla hispana, ya que son pocos los textos que abordan este tema. Es fundamental ayudar a nuestros niños, niñas y adolescentes para que logren más seguridad y confianza hablando en público. Fundamento esta solicitud como padre de dos hijas y como entrenador de oratoria que ha ayudado gratis a miles de estudiantes de América y Europa.

Aún recuerdo cuando hace algunos años iba a librerías en distintos países con el objetivo de comprar un libro de oratoria y casi siempre la respuesta era la misma: "no tenemos ningún texto de ese tema". También me daba la tarea de visitar la bibliotecas de algunas universidades en la que he sido docente visitante (Colombia, Perú, Chile, Argentina, España) y al realizar la pregunta: ¿tiene algún libro para aprender a hablar en público? adivina que me respondían: "no tenemos ningún texto que aborde el tema que nos pide"...

Por las razones que expongo en los párrafos anteriores:

Motivo a los Ministerios de Educación de los países de habla hispana a entregar este texto a sus estudiantes en formato impreso o digital, pues sin duda este libro podrá ser de gran ayuda para las comunidades educativas en el desarrollo de la habilidad más importante en el crecimiento de un ser humano: la comunicación.

Motivo a los directivos de organizaciones a regalar este texto a sus colaboradores para ayudarles a potenciar sus habilidades comunicativas.

Es evidente que los lideres y jefes no pueden exigir a sus equipos realizar excelentes presentaciones en público o mejorar los procesos de comunicación dentro de sus equipos de trabajo, sin capacitar ni entregar las lecturas especializadas para potenciar esta habilidad.

También motivo a los padres, madres y familiares a regalar este libro a sus hijos si es que desean que ellos no crezcan con miedo de hablar en público y, por ende, pierdan grandes oportunidades por no atreverse a expresar sus ideas cuando tenían la opción de participar y marca la diferencia.

Te motivo a que cuando termines de leer este libro lo prestes a otra persona para que también lo revise y le ayude en su crecimiento personal y laboral. Asimismo, te entusiasmo a que lo regales a alguna amig@, colega del trabajo, socio o ser querido que lo necesite leer.

Si has llegado a este último párrafo del libro ¡muchas gracias! Es realmente un honor para mí saber que te motivó leer este texto hasta el final. Te envío a la distancia un abrazo fuerte y recuerda que siempre estaré a tu disposición para responder a tus consultas o comentarios. Te comparto mis datos al finalizar este capítulo para que tengas acceso directo a mis redes y sigamos conectados.

¡Yo Puedo!

Me ayudas a ayudar a más personas y organizaciones.

Si este libro fue un aporte en tu crecimiento laboral y personal, muy seguramente también podría ayudar a más personas. Son millones los seres humanos que sufren de miedo a la hora de hablar en público y un texto como éste les seria de mucho provecho para potenciar sus habilidades comunicativas.

En este sentido, quiero motivarte a que:

- Si ya leíste el libro y te nace compártelo con otras personas.
- Enseña las técnicas y herramientas que aprendiste en este libro a otras personas.
- Invita a que otros adquieran este libro, ya sea en su formato digital como impreso.
- Regala este libro a un ser querido. Recuerda que todas y todos desde niños hablamos en público, por lo que este texto podría convertirse en un manual de mucha ayuda para esa persona.
- Si te motiva comunica en tus redes sociales que leíste el libro (con una foto de la portada o texto). Probablemente alguno de tus contactos vea tu publicación y se motive a entrenar su oratoria leyendo el texto.
- Graba un video que resuma todo lo que más destacas y aprendiste de este libro para subirlo a tus redes sociales u otras plataformas.

Lo más importante es que no nos quedarnos con la información aprendida sin que ésta sea difundida a más personas. El contenido de valor debe llegar a millones, pues solamente así logramos el progreso.

Desde ya te doy gracias infinitas por apoyarme a ayudar a más personas y organizaciones en la democratización de la oratoria y el aprendizaje de las habilidades comunicativas.

Fuentes bibliográficas

- Anderson, Chris, "Guía oficial de TED para Hablar en Público", Paidós, Barcelona 2016.
- Baró, Teresa, "Manual de la comunicación personal de éxito: Saber ser, saber actuar, saber comunicarse", Paidós, México 2015.
- Baró, Teresa, "La gran guía del lenguaje no verbal: Cómo aplicarlo en nuestras relaciones para lograr el éxito y la felicidad", Paidós, México 2019.
- Colombo, Daniel, "Oratoria sin Miedo: Cómo cautivar a tu audiencia, transmitir tu mensaje y conquistar al público", Hojas del Sur 2018.
- Colombo, Daniel, "El ABC del Storytelling", Editorial Autores de Argentina, 2019.
- Carnegie, Dale, "El arte de hablar en público", BN Publishing 2012.
- Carnegie, Dale, "Cómo ganar amigos e influir sobre las personas", Debolsillo 2009.
- Cruz, Camilo, "Storytelling", Editorial Taller del Éxito, 2018.
- Hoff, Ron, "Puedo Verlo Desnudo", Ediciones Granica 1999.
- James, Judi, "La Biblia del Lenguaje Corporal", Paidós, México 2014.
- Klaric, Jurgen, "Neuro Oratoria", Planeta 2018.
- Miralles, Fernando, "Descubre el arte de hablar en público", Editorial Vanir 2022.
- Pimentel, Manuel, "Cómo hablar bien en público para conseguir lo que deseas", 2019.

Para más consultas e información

Si te interesa seguir aprendiendo más de este tema viendo videos o cursando alguna formación en nuestra organización educativa te comparto los accesos a las redes sociales y sitio web de interés:

- Sitio web de la ECO Educación (organización educativa especializada en la enseñanza de habilidad blandas, con foco en la comunicación): **www.ecoratoria.com**
- Sitio web de la Escuela Chilena de Lideres (organización educativa especializada en la enseñanza del liderazgo y comunicación): **www.liderazgoeco.com**
- Canal de YouTube de la ECO EDUCACIÓN (más de 100 contenidos): @ecoratoria
- Para seguir las cuentas de Facebook e Instagram de la ECO Educación: @ecoratoria
- Si deseas comenzar a seguirme en Instagram: @fernando.comunica
- Si deseas escribirnos para más consultas: admision@ecoratoria.com

Made in the USA
Columbia, SC
14 March 2025

55070447R10046